糖尿病・ダイエットに劇的な効果！

糖質制限・糖質ゼロのレシピ集

監修　釜池豊秋
編　糖質ゼロ研究会

実業之日本社

「糖質制限・糖質ゼロのレシピ」を実践するにあたって

1…食事においてカロリー量よりも糖質量を重視する

2…糖質の総摂取量を５ｇまでとして、それを「糖質制限・糖質ゼロ」とする

3…たんぱく質、脂質はしっかりと摂る

4…大量の糖質摂取となる穀物、果物、菓子、ジュース類は摂らない

※本書のレシピ中に出てくる甘味料はインターネットなどで手に入れることができる糖質ゼロの甘味料を使用しています。
※料理写真中に出てくる飲み物は、糖質制限・糖質ゼロのものを使用しております。
※本文中に記載した大豆全粒粉・大豆粉は、下記の商品を使用しています。
「大豆全粒粉おいしい大豆」
お求め先：ソイコム株式会社　☎ 046-244-1311

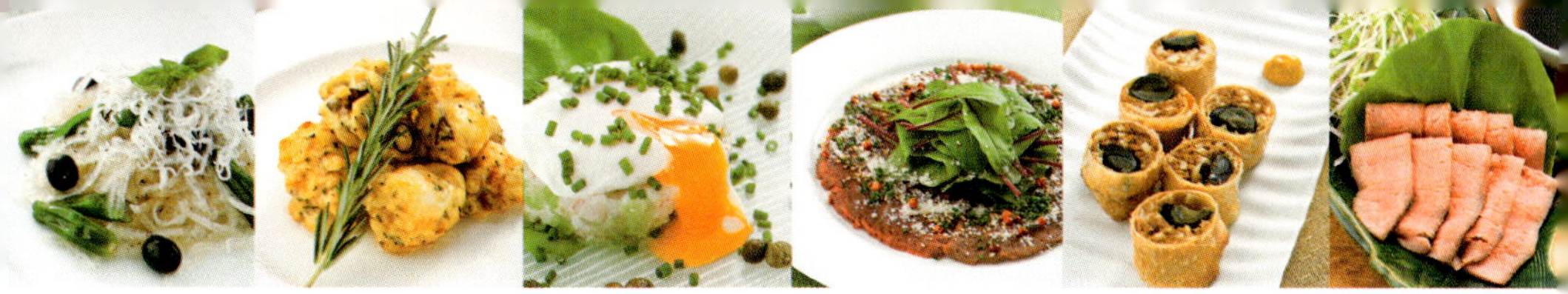

Contents

糖質制限・糖質ゼロのレシピ集
【目次】

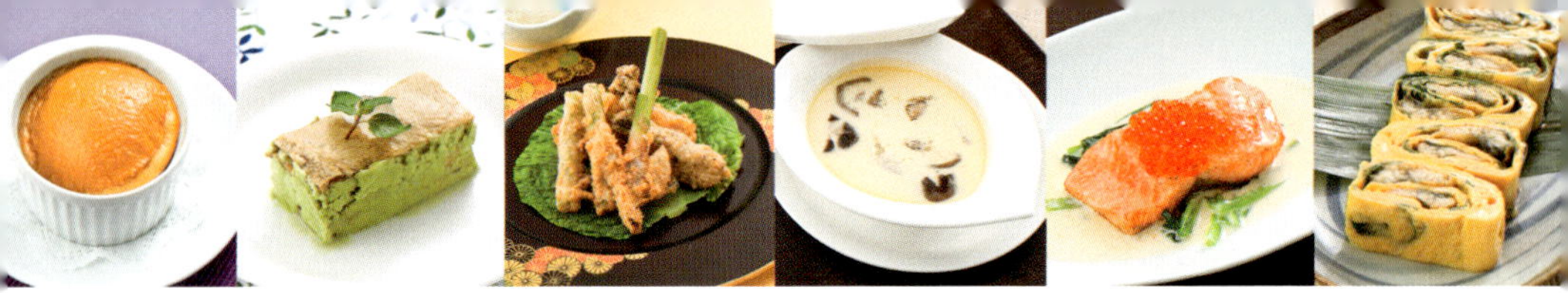

Contents

【第1章】

糖質制限・糖質ゼロの食事で体が元気になる！

なぜ、「糖質制限・糖質ゼロ」の食事が
糖尿病やダイエットに効果があるのか？
まずは、その理論を学びながら、
実践者たちの声を聞いてみましょう。

「糖質ゼロの食事術」とは

「糖質ゼロの食事術」は「1日夜の1食、糖質ゼロ食」がその全容です。
このシンプルな食事法が、糖尿病、肥満の改善に絶大な効果を発揮してきました。
しかし、「1日夜の1食」も「糖質ゼロ食」も常識外れです。
そうです、「糖質ゼロの食事術」は「非常識」な食事法なのです。
「非常識」にもかかわらず「正当」な食事法であることをこれから証明しましょう。

「1日夜の1食」

常識では、1日3食を規則正しく摂る。朝食は、とくに大切だから絶対に欠かしてはいけない。食べたあと寝るだけの夕食は軽くする。

この常識を疑ってみたことがありますか？　おそらく、ないでしょう。

年端も行かぬうちから、親や学校の先生から耳にタコができるほど教え込まれてきたのですから。

しかし、「どうしてそうなの？」と訊いたこともあるはずです。

例えば、朝食を摂らなければいけない理由について、親や学校の先生はどう答えたでしょう。

「朝にごはんを食べないと頭がぼーっとして勉強ができないから」

もう少し科学的に、「脳はブドウ糖しか使えない。だから、ブドウ糖のもとになるごはんやパンを食べないと血液のブドウ糖が減って脳が働かなくなる」とおっしゃったかもしれません。

いかにも科学的なので、これに反論できる人は多くないはずです。

テレビ、新聞などのマスコミで、著名なお医者さんや管理栄養士がまことしやかに「脳はブドウ糖しか使えない」と言いつのるのですから、素人としては信じるほかありません。

はっきり言っておきましょう。これは真っ赤なウソです。エセ科学です。

ブドウ糖はグリコーゲンとして蓄えられます。しかし、その貯蔵量は一般人なら約１０００キロカロリー、半日分のエネルギー量です。半日で枯渇してしまうものが、大切な脳のエネルギー源であっては困ります。

じつは、脳のエネルギー源は「ケトン体」なのです。

ケトン体は脂肪から作られます。脂肪のエネルギー蓄積量は莫大ですから、ケトン体が不足することはありません。すなわち、朝食は摂らなくても平気です（ケトン体の詳しい説明は82ページのコラムを参照）。


ではなぜ、「夜」の一食なのでしょう？

食事をすれば眠たくなります。横になりたくなります。身体が副交感神経優位、すなわち、休めモードになるからです。休めモードのときに働いたら身体は困惑します。胃や腸は、血液を筋肉に奪われて消化機能を満足に果たせません。これでは消化不良になって、何のために食べたのか分かりません。

また、眠たいときに働けばミスや事故を起こしやすくなります。

学校にせよ、会社にせよ、管理社会に生きる現代人が食後にしっかりと休めるのは夜しかありません。

さらに、機械化された現代社会では身体を使うことはほとんどありません。1日1食で栄養所要量を充たすことは十分可能です。逆に、1日3食は過食になりやすく不健康な食習慣といえます。

「1日夜の1食」は「非常識」ですが、間違いなく「正当」です。

「糖質ゼロ食」

「糖質ゼロ食」は、糖質を含む食品をできるだけ摂らない食事です。

「たんぱく質、脂質、炭水化物の三大栄養素をバランスよく摂る」が常識です。

ここで注釈を入れておきます。

「炭水化物」と「糖質」は、同義のように使われることが多いのですが、実は同じではありません。

炭水化物＝糖質＋食物繊維です。言い換えると、糖質は炭水化物から食物繊維を引いたものです。また、糖質は消化されれば「ブドウ糖」になるものと理解しておいて下さい。

食物繊維は消化されないのでエネルギー源にはなりません。

ですから、「たんぱく質、脂質、糖質の三大栄養素をバランスよく摂る」が「正しい」常識です。

「糖質ゼロ食」は、三大栄養素のうち糖質をほとんど摂らないのですから、バランスが悪いことこの上ありません。

やはり、「非常識」です。

ヒトは肉食動物

動物は、生きていくために「生き物」を食べなければなりません。植物のように光合成、光のエネルギーを使って炭酸ガスと水から有機化合物を合成することができないからです。食べ物、すなわち、「エサ」からエネルギーや身体を作るもとになる物質を吸収します。そして、最も多く食べるエサが「主食」です。動物には、その種に特有の主食があります。それがあるからこそ、多くの生物種がひしめく生態系で生存できるのです。

さて、私たち人類はヒト（正確にはヒト科・ヒト亜科・ヒト類・ヒト属・ホモサピエンス）という哺乳《ほにゅう》動物です。動物であるからには主食となるエサがあるはずです。そのエサは一体何なのでしょう？

動物を、主食とするエサによって、「草食動物」と「肉食動物」に分けることがあります。

牛や馬、羊は「草」を主食にしていますから、間違いなく草食動物です。

また、ライオンは大型の草食動物を補食していますから、肉食動物でしょう。

草食動物は「草」を食べていますが、その草を直接に自分で消化しているのではありません。草のセルロースを分解する酵素を持っていないからです。そのかわり、草食動物はセルロース分解酵素を持ったバクテリアを消化管内に「飼って」います。巨大な、バクテリアの発酵タンクを備えているのです。草食動物は、バクテリアが草のセルロースを代謝したあとに排泄《はいせつ》した、酪酸・酢酸・プロピオン酸などの有機酸を吸収して利用します。草食動物の食べた草は、バクテリアのエサだったのです。

ネズミやウサギはイネ科の種子を主食とする動物です。穀類を主食とする動物を「草食動物」と呼ぶのかという問題は別にして、彼らも牛や馬と同じくバクテリアの発酵タンクを持っています。

さらに、ヒトと同じヒト亜科に属するゴリラはツル植物を、チンパンジーは果実を主食としています。そして、植物食に共通の発酵タンク、大きな盲腸を持っています。

このように、ごく少数の例外を除いて、草や穀類、果実などの植物を主食とする哺乳動物はバクテリアの発酵タンクを持っています。バクテリアの発酵タンクを持った動物は、「草食」ではなく、「植物食」と呼ぶのがよいと思います。

ヒトは、少なくとも現代人は、植物を主食とする哺乳動物には欠かせない、バクテリアの発酵タンクを持っていません。身体の大きさに比較して盲腸は小さく、肉食獣のそれに近いのです。

消化管の構造からみれば、ヒトは「肉食」、正確には「動物食」と言えそうです。

ヒトの主食

現代人であるホモサピエンスにつながる４００万年前の初期人類、アウストラロピテクス属の主食について確定的な証拠はありません。

私は、前著『医者に頼らない！糖尿病の新常識・糖質ゼロの食事術』で、島泰三さんの「初期人類の主食は骨である」という結論に、整形外科医の経験を加味して、初期人類の主食は「骨髄」であるとしました。

時代が下って、２５０万年前の猿人、ガルヒの発見された場所には、石器と肉をはぎ取った痕のある骨が見つかりました。石器を使って「肉」を食べていたと考えられるのです。

ヒトの主食は「骨髄」に始まり、石器の発明によって「肉」が加わったのです。これは、前節での結論、ヒトは動物食である、とも合致します。

ヒトの主食は「糖質ゼロ食」

ヒトの主食である「骨髄」にも「肉」にも糖質は実質ゼロです。つまり、ヒト本来の食は「糖質ゼロ食」なのです。「糖質ゼロ食」は「非常識」ですが、間違いなく「正当」です。

現代人の多くが糖質の多い穀類を主食にしていますが、その「糖質」を主要栄養素とする現代の「常識」こそ「不当」なのです。

「1日夜の1食」と「糖質ゼロ食」がともに「正当」でした。したがって、「糖質ゼロの食事術」もまた「正当」です。

糖尿病

糖尿病を難しく考えることはありません。

「食事をすると血糖値が跳ね上がる身体の状態」、ただそれだけです。

一概に食事と言ってもその内容が問題です。「通常（この意味は後ほど明らかにします）」、血糖値を引き上げるのは、食品に含まれる「糖質」だけです。

もうお気づきになりましたね。糖質を含む食品を摂らなければ、すなわち「糖質ゼロ食」だと、血糖値の上がりやすい身体でも、血糖値は上がりません。

血糖値が上がらないのですから、糖尿病が治ったも同然になるのです。

言われてみればなるほどと分かる、「コロンブスの卵」みたいなものです。

食事による血糖値の上昇度、すなわち、食後血糖値から食前血糖値を引いた値を「グルコース―スパイク」と言います。現在では、糖尿病の予後を決めるのは、空腹時血糖値やＨｂＡ１ｃ値ではなく、グルコース―スパイクの大きさだと言われています。

「糖質ゼロ食」はグルコース―スパイクを最小にする食事です。

それゆえ、「糖質ゼロ食」を続ければ、糖尿病合併症を気にかけることは一切不要です。

「通常」ではない人

「糖質ゼロ食」にもかかわらず、グルコース―スパイクが50㎎／dℓはおろか、１００㎎／dℓ以上になる人がいます。また、朝の血糖値が２００㎎／dℓ以上、ときには４００㎎／dℓを超える人もいます。

このような人たちの身体は一体どうなっているのでしょう。

この人たちに共通するのは、糖尿病で長年医者にかかってきた、という事実です。当然、糖尿病用剤の服用、インスリン注射を続けていました。

彼らの身体に起きた変化のメカニズムを考えてみましょう。

医者は糖尿病患者の血糖値を下げるために、インスリン抵抗性改善剤やインスリン分泌促進剤を内服させることで、人為的にインスリン作用の増強を図ります。このため、患者の身体には血糖値を引き下げる圧力が絶えず働きます。

インスリン注射はもっと直接的に血糖値を引き下げます。

血糖値が少々上昇しても、さしあたって命に別状は起こりません。しかし、低血糖は命取りになる場合があります。命は助かっても重篤な後遺症を残すかもしれません。

血糖値を下げる圧力に曝《さら》され続ける身体は、危険な低血糖を防ぐために、血糖値を上げる機能を増強させます。すなわち、肝臓で主としてアミノ酸を原料にブドウ糖を作る、「糖新生」作用の強化です。それにともなって、目標とする血糖値が上昇します。すなわち、「設定値」が引き上げられます。

このような人が内服やインスリン注射を止めると、血糖値を下げる圧力が消え、血糖値を上げる働きばかりが表に出て、血糖値が高くなります。

つまり、食事で摂った「たんぱく質」に由来する「糖原性アミノ酸」を利用して、糖新生系が活発に働き、血糖値を異常なまでに上げるのです。

絶食しても朝の血糖値が異常に高いのは、体蛋白《たんぱく》を壊すまでして糖新生しているからでしょう。

糖尿病が進行すると、ある時点からヤセ細っていくのはそのせいです。

こんな身体にされてしまったらお先真っ暗です。

医者、医療が原因で発生する病気を「医原病」と言います。「糖質ゼロ食」でも改善しない状態こそ、医原病の最たる物です。

医者にかかってはいけない！

前著では、「医者に頼らない！」と書名に添えました。それではどうも不足のようです。

糖尿病、あるいは糖尿病予備軍と言われても、絶対に、医者にかかってはいけません。医者が何とかしてくれるだろうと思うのは幻想です。医者にかかると、確実に状態は悪化していきます。

たとえ、血糖値が下がったとしてもです。

お腹の空かない減量法

「糖質ゼロの食事術」を厳密に実践すると、驚くほどの早さで体重が減ります。

しかも、空腹感に苦しむことはありません。困ったことと言えば、便秘になる人がいるぐらいです。

一般的な日本人は、朝食にごはんかパンを食べます。ごはん、パンには糖質が豊富です。

糖質は消化されるとブドウ糖になり、血液中に取り込まれて血糖値を引き上げます。血糖値が上がると身体には良くないので、血糖値を下げるホルモン、インスリンがすい臓から放出されます。上昇した血糖値は、インスリンの働きで3時間後に元の値に戻ります。

しかし、インスリンの血中濃度が元に戻るのはさらに1時間後です。そのため、血糖値はさらに低下し続けて、食事前の値より低くなってしまいます。そこで空腹感が生じるのです。

昼食のあとの経過も全く同じです。昼に糖質を摂れば夕方にお腹が空くのです。結局、朝食を摂れば、必然として1日3食になってしまいます。

一方、「糖質ゼロの食事術」では朝食を摂りません。

糖質が口に入りませんから血糖値は上がりません。血糖値が上がらないからインスリンが出ないので血糖値が下がりすぎることはありません。空腹感が生まれないので昼食を食べなくても平気です。

すなわち、朝食を抜けば、「1日夜の1食」は容易に達成できます。

1食で取れる量には限りがあります。当然1日3食よりも1食のほうが、1日の総摂取カロリーは少ないでしょう。

それだけではありません。

インスリンは、貯蔵脂肪の取り崩しを妨害します。

ですから、糖質を再々摂ると、四六時中インスリンが血液中にあふれ、減らしたい脂肪は一向に減らないのです。

「糖質ゼロの食事術」では、食事をしない朝昼はもちろん、夜の1食も「糖質ゼロ」ですから、インスリンの追加分泌はありません。邪魔者がいないので、一日中とぎれることなく貯蔵脂肪が使われます。

摂取カロリーが減り、そのぶん貯蔵脂肪が使われるのですから、「糖質ゼロの食事術」は理想的な減量食事法です。

参考文献

『医者に頼らない！ 糖尿病の新常識・糖質ゼロの食事術』釜池豊秋　実業之日本社　二〇〇七年
『ヒトはおかしな肉食動物』高橋迪雄　講談社　二〇〇五年
『親指はなぜ太いのか』島泰三　中央公論新社　二〇〇三年

実践者の
ナマの声！

「糖質ゼロの食事術」体験記

「糖質をおさえる」「1日1食」と聞くと、なんだか大変そうだと思う人も多いでしょう。
しかし、現在「糖質ゼロの食事術」の実践者からは、
意外とスムーズに始められて、しかも継続しやすいという声が多数です。
そのなかで代表的な声をここで紹介します。

体験談——❶

糖質ゼロの食事術で糖尿病が治った！

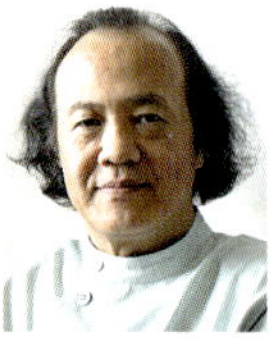

宗田マタニティクリニック院長
宗田哲男 62歳

私は、1年前の検診で空腹時血糖値が３０８、ＨｂＡ１ｃが８・６という診断を出されました。いわゆる糖尿病です。これは大変だと思っていたとき、本屋で偶然手にしたのが、釜池先生の著書でした。

読み進めるうちにその理論に納得がいき、さっそく本のとおりに1日1食、糖質をできるだけ摂らない食事に変えてみました。

すると約1カ月で体重は７kg減り、空腹時血糖値は90前後、ＨｂＡ１ｃは７点台に。驚いたことに中性脂肪が３４９から64、γ－ＧＴＰは２８８から１１０へと下がりました。さらには、「糖質ゼロの食事術」を始める前と後でお腹のＣＴをとってみたら、内臓脂肪も皮下脂肪もどちらも大きく減少していました。

最初にＣＴをとったときの医師の指導では、肉や脂肪の多い食事を避けて野菜をたくさん摂りましょうというものでした。しかし私がやったのは、野菜や穀物は避けて、肉や脂肪の多い食事を摂ること、つまり糖質を極力摂らない食事法です。医師の指導とはまっ

■ 宗田さんの体重の変化

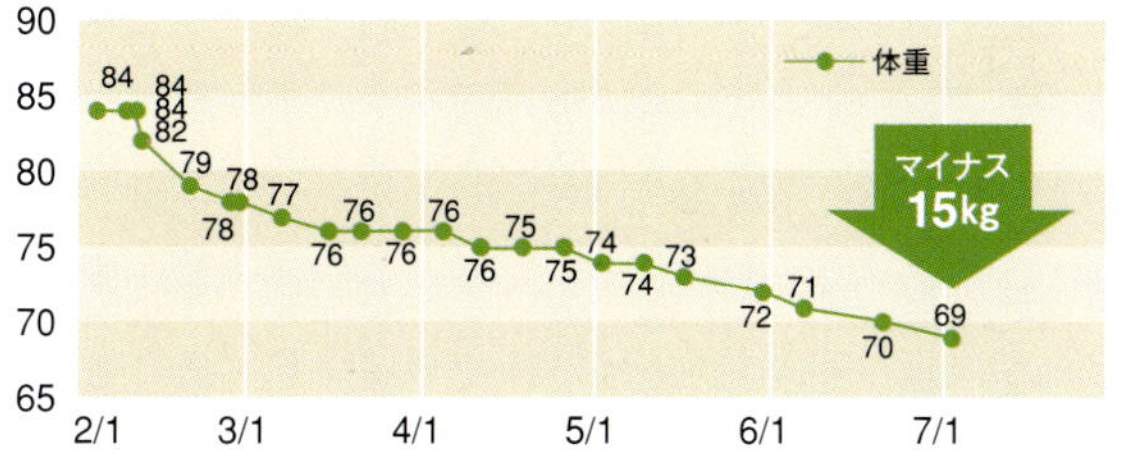

■ 宗田さんの HbA1c の変化

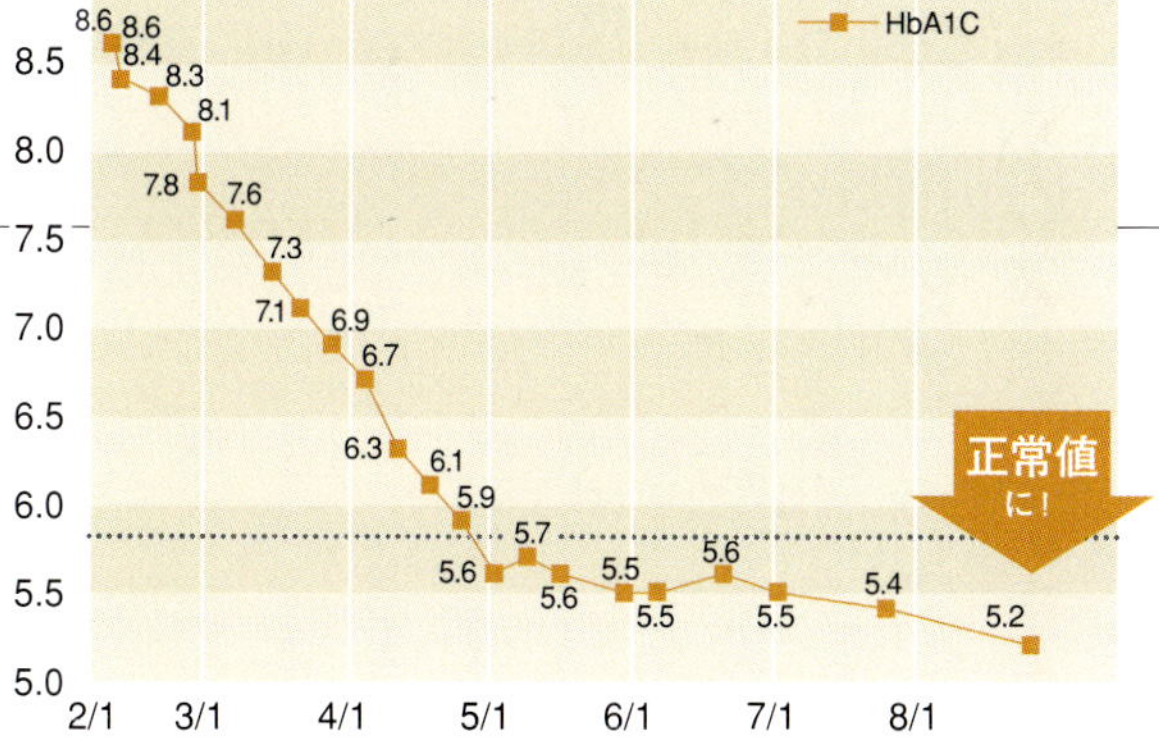

たく逆の食事法でしたが、その結果内臓脂肪が減少しました。

　同じようなことは糖尿病の食事指導でも言われます。糖質を60％摂りながら、カロリーをおさえる食事と運動を指導します。糖質をしっかりとは制限しない食事法です。でも、これだと中途半端に糖質を摂るせいか、守るのがなかなか辛く、結局は脱落して、血糖が高くなり、経口糖尿病薬やインスリンを投与することになることが多いようです。

　メタボや糖尿病の克服が叫ばれている昨今、どの医師も栄養士も必ず「肉や脂肪がいけない、カロリーは落として」と指導します。私はこの逆をやって、メタボも糖尿病も解決したのです。

　現在、1年前にくらべると、私の体重は15kg減少し、HbA1cは5・0となり、脂肪肝もメタボも解消し、さらには170／110前後あった血圧もまったく薬も飲まないで120／80になっています。

　糖質を摂らないと身体は軽く毎日が快調です。朝はおいしいコーヒーではじまります。お昼もほとんどコーヒーとお茶だけです。仕事は夕方まで休まず、居眠りもせずにでき、お腹が空きはじめる夕方には今日の食事のメニューを考えはじめます。そしておいしい肉と魚、チーズやワインの料理の研究を毎日楽しんでいます。

　糖尿病患者が2200万人に増えるということや糖尿病原因の透析患者が増え続けているということは、糖質をしっかりと制限しない今の治療方針が間違っているということです。私の例をもってしても明らかだと思います。

体験談――❷

プーさんのお腹さようなら！

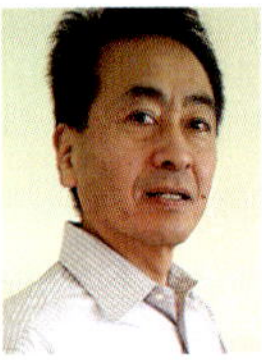

会社経営　是安義徳　63歳

「プーさんのお腹だ」

風呂上りのパンツ一つの私の体を見たときの娘の言葉です。正直に見たままを表現する子どもの言葉ですから、それだけにショックでした。これをきっかけに、翌日トレーニングジムに入会しました。もちろんメタボの解消が目的です。

　指導者からは「筋トレをしましょう。筋肉量を増やせば基礎代謝量が上がり、脂肪が燃焼します」と言われました。そこで、メニューどおりに60kgのバーベルを担いでスクワットをするなど激しい筋トレを開始しましたが、あまりにも体がきつく、やめようかと何度も思いました。それでも半年間、週2～3回通い続けました。その結果は、2kgの減量でした。この半年の成果がほんの2kgとは……。

　そんなときに糖質制限理論に出合い、食事を変えたのです。

　まず、主食のごはんや麺類、パンを一切やめました。そのかわりに小麦粉なし砂糖なしの大豆だけで作られた「大豆全粒パン」に切り替えました。そして、1日1食ではなく1日3食、おかずは自由に何でも食べました。

　結果は驚くものでした。3カ月で5kgの減量。糖質制限をはじめて1年半、リバウンドもせず、今では11kgの減量です。27％近くあった体脂肪率が15・8％になり、腹部の脂肪断面積は120から66になりました。筋肉量は維持できていたので脂肪だけが落ちたことになります。

　効果は他にもありました。脂肪肝の指標であるγ-GTPは正常になりGOT、GPTも正常化、血圧も正常化、尿酸値まで下がったのには驚きました。体内年齢は36歳という結果が出ました。

　頭はすっきり回転や記憶力が若いころに帰ったようです。呼吸商（※）の検査は0・71ですので、糖質を制限した食事の結果、脳がケトン体で機能しているということです。釜池先生の理論どおりの体に変化したということになります。

　また、主食の替わりにしている大豆食品の栄養による免疫能力の向上なのか、風邪は引いていません。1日3食お腹いっぱい食べて健康生活を満喫しています。

　釜池先生とは、120歳まで健康で自立して生きていく競争をしましょうと約束をしています。実現して糖質摂取を抑制することの効果を証明したいと思っています。

是安さんの体の変化

ウエスト	85cm	→	**78**cm
体脂肪量	16.9kg	→	**9.8**kg
体重	65.1kg	→	**57.6**kg
骨格筋量	24.9kg	→	**25.4**kg

体脂肪が減少して体重の減量に成功、しかも筋肉量は落ちていない！

※呼吸商…体の細胞が三大栄養素のうち、何をおもに代謝しているか、その割合は呼吸に反映される。糖質にエネルギーを依存していると呼吸商は1に近くなり、脂質をエネルギーとして使えていると0・7に近くなる。

体験談―3 食事前の空腹感が心地いい

東京ペドーシックサービス（株）
代表取締役
銅冶英雄　40歳

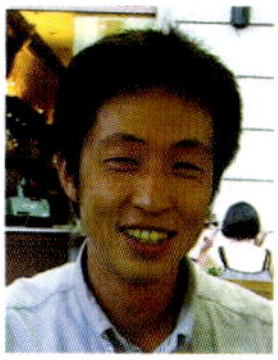

私が糖質ゼロをはじめたきっかけは、中年太りです。
　30歳台後半に突入して体重が順調に増加し、決して元に戻ることのない肥満の〝未知なる領域〟に踏み込んでしまったと、あきらめていました。当時は163㎝、65㎏、BMIは24・5と標準体重の上限でした。そんなとき

に、たまたま釜池先生の著書を知り、内容的に納得できたので、２００７年の夏から実践しはじめました。

もともと丼ものや麺などの炭水化物が好きだったのですが、それも血糖値スパイクが血管を障害していることを想像すると、食べる気がなくなりました。糖質を極力おさえた食事を１日１食とはいえ、食事内容さえ注意すれば量は満足するまで食べられるので、辛くはありませんでした。

現在、糖質ゼロの食事を始めて2年経ちますが、１６３cm、51kg、ＢＭＩ19・2と標準体重の下限で安定しています。今や、１日１食での食事前の空腹感が、むしろ心地よく感じられます。

体験談―❹ 薬を使わずに糖尿病が治った！

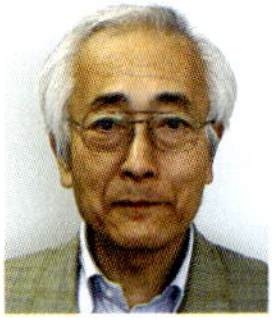

会社役員　埜村朋之　66歳

私が検診で糖尿病予備群と言われたのが33年前になります。当時の体重は75kg（身長は１６６cm）にまで達しておりました。その後21年前に糖負荷テストの結果、糖尿病との確定診断を受けました。

平成10年6月からダオニール錠、次にアマリール錠の処方を受け、インスリンでの治療に切り替えたときには36（単位／日）を注射する状態でした。しかし、糖尿病は悪くなるばかりでした。

２００７年3月に釜池先生が提唱の「糖質ゼロ食」理論を知り、その日から、種々の錠剤やインスリンを止め、食事は夕食のみの「糖質ゼロ食」にして自己血糖測定を行いながら実践してきました。

現在は、脂肪を含むカロリー摂取量はまったく気にせず、ワインや蒸留酒を毎夜嗜んでいますが、ＨｂＡ１ｃは正常値内で安定しております。

〝糖質ゼロ食〟理論に巡り合えたおかげで、今も第一線の現役生活を送れています。薬を使わずに糖尿病が治り、健康体を取り戻せたこと、釜池先生に深く感謝いたしております。

【第２章】

糖質制限・糖質ゼロのレシピ

肉料理

牛、豚、鶏など肉類に糖質は
0.1 g～ 0.7 g（100 gあたり）程度。
「糖質制限・糖質ゼロ」の食事では
メインで使える食材です。

肉料理

牛肉のステーキ温野菜添え、天然岩塩と粒マスタードとともに

牛スネ肉ミンチ（1kg）に水（2kg）と卵白（1個分）を加え、ゆっくりと濁らないようにエキスを煮だし、できあがりのスープ量1kgを目安にコンソメスープを作っておく。

1. 牛肉を塩、コショウで味付けし、フライパンで焼く（焼き加減は好みに応じる）。
2. 大根は食べやすい大きさに切り、コンソメスープに塩、コショウで味付けしてやわらかくなるまで煮ておく。
3. 切ったカリフラワー、ブロッコリーは塩茹でにしてコショウをふりかける。
4. 皿に焼いた肉を盛り、温かい野菜を付け合わせに添える。
5. 岩塩と粒マスタードを添えて完成させる。

＊好みで、タイム、ローズマリー等のハーブを風味付けに使用してもよい

材料（5人分）

牛ロース肉	400g
ブロッコリー	100g
カリフラワー	100g
大根	100g

調味料（5人分）

塩	10g
粒マスタード	15g
コンソメスープ（香味野菜を加えていない自家製）	100g
黒コショウ	5g

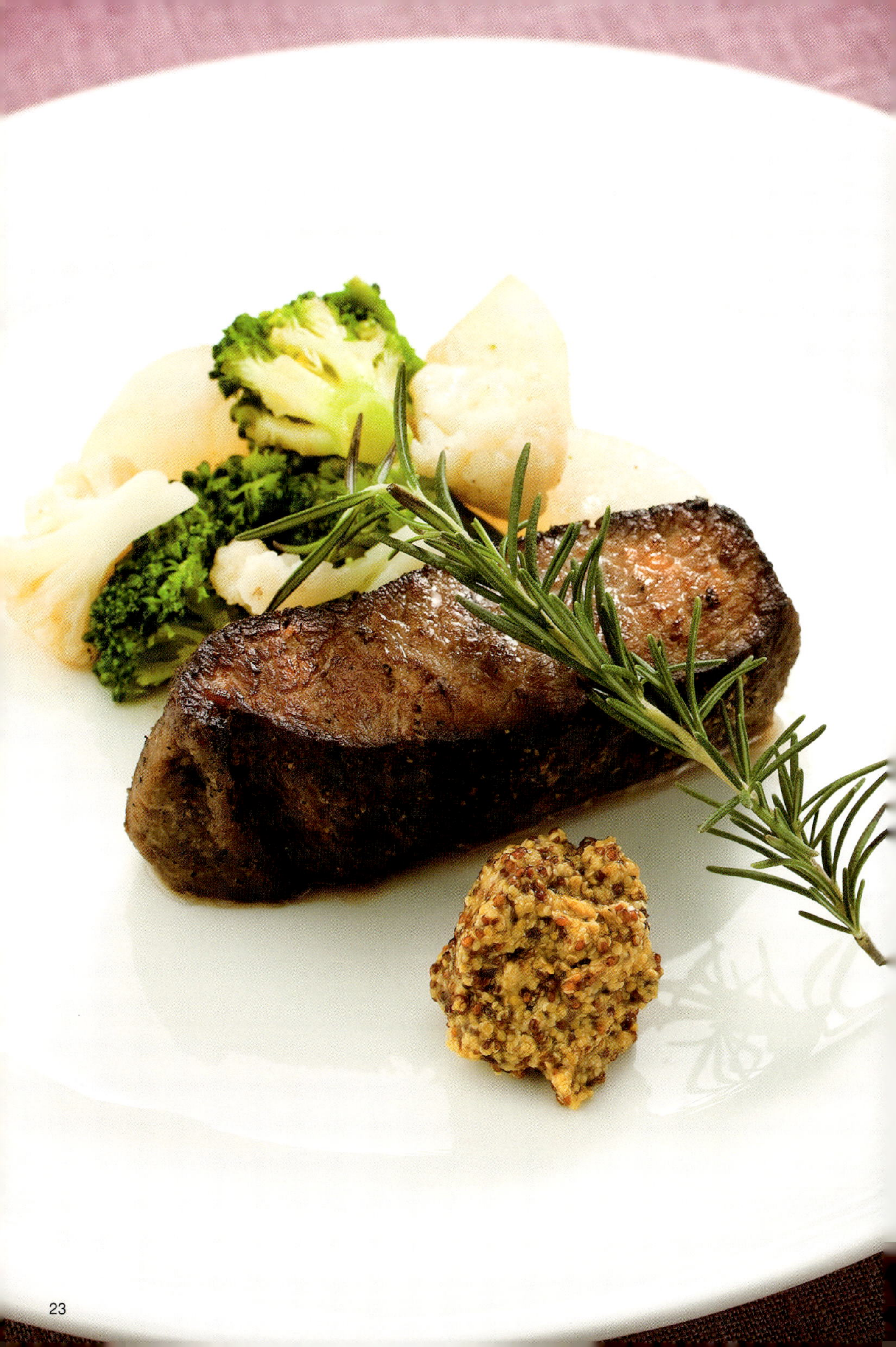

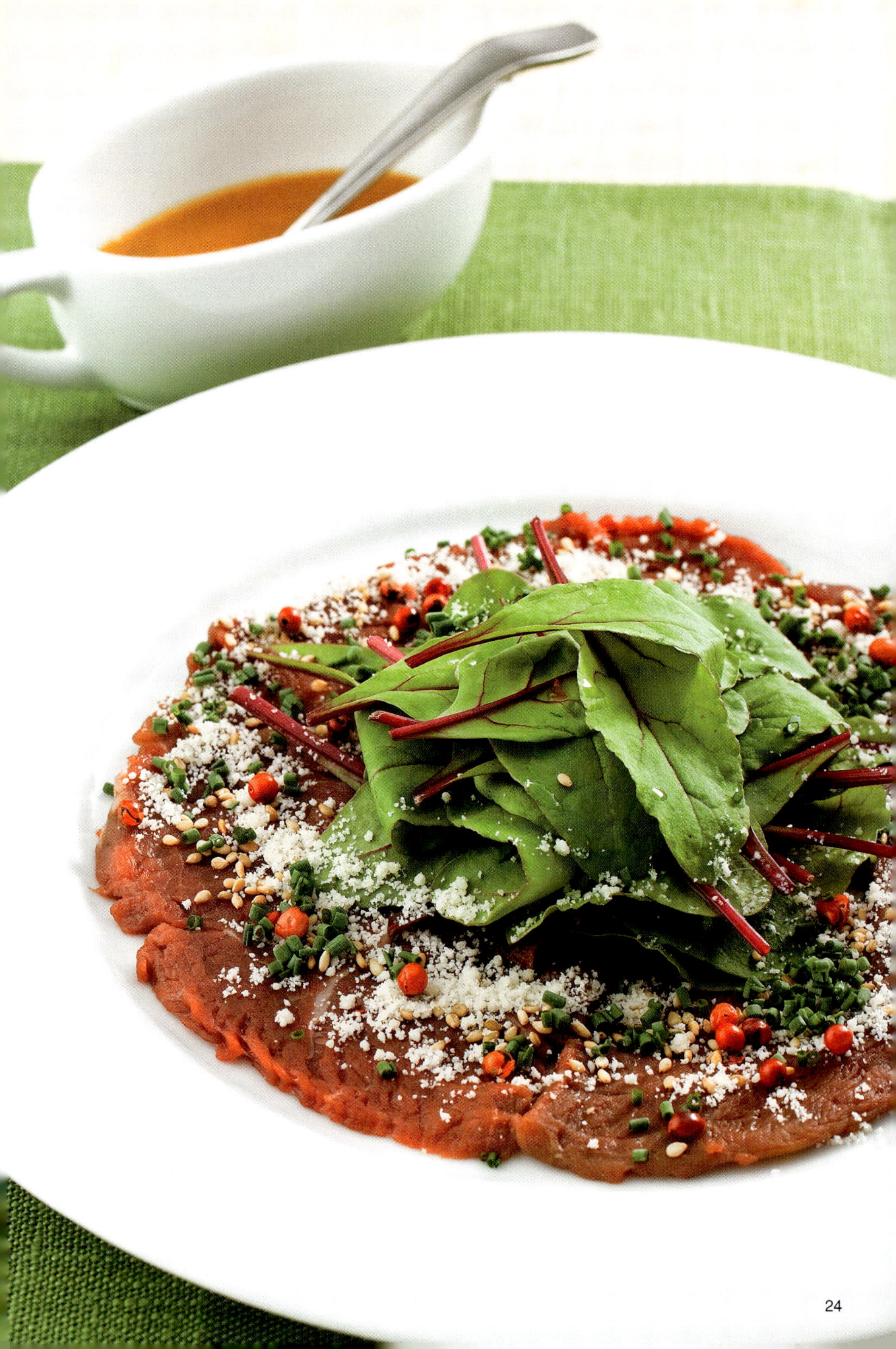

肉料理

牛肉のカルパッチョ、ベビーリーフ添え

1. 牛モモはスジの部分を取り除き、薄くスライスしておく。
2. 卵黄とすべての調味料を混ぜ合わせソースを作る。
3. スライスした牛肉とベビーリーフを皿に盛り付ける。
4. 細かく切った万能ネギ、胡麻、チーズ、赤コショウをふりかける。
5. ソースをまわしかけ完成させる

＊別添えにして、食べるときにかけてもよい

材料（5人分）

牛のモモ肉	300g
万能ネギ	5g
パルメザンチーズ	5g
煎り胡麻（白）	5g
ベビーリーフ	100g
赤コショウ	5g

調味料（5人分）

卵黄	2個分
おろしニンニク	5g
糖質無添加の醤油	10g
フレンチマスタード	10g
アンチョビペースト	5g

肉料理

牛赤身のタルタルステーキ

1．牛モモ肉はスジの部分を除き、包丁で細かくたたき、挽き肉の状態にする。

2．細かくした肉にすべての調味料を混ぜ合わせ味付けする。

3．バラフは、適度な大きさに切っておく。

4．セロリ、万能ネギ、ケッパーはそれぞれ薬味用にみじん切りにしておく。

5．皿の中央に肉を丸く整形して盛り付け、バラフをそばに飾り、手前に3種の薬味を添え、肉の上に卵黄をのせ完成させる。

＊バラフ（塩分があり、表面に水泡が付着しているサラダ用野菜）

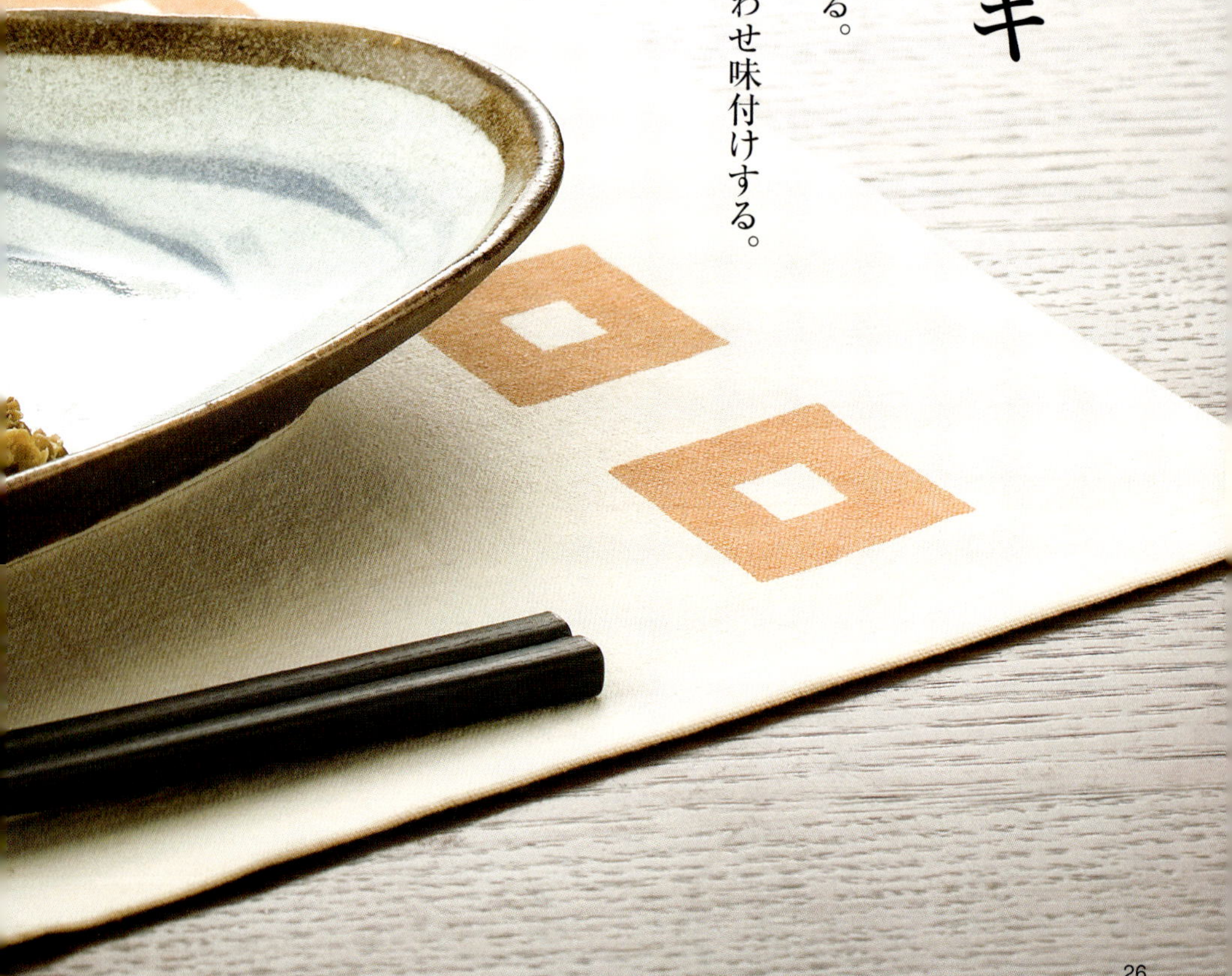

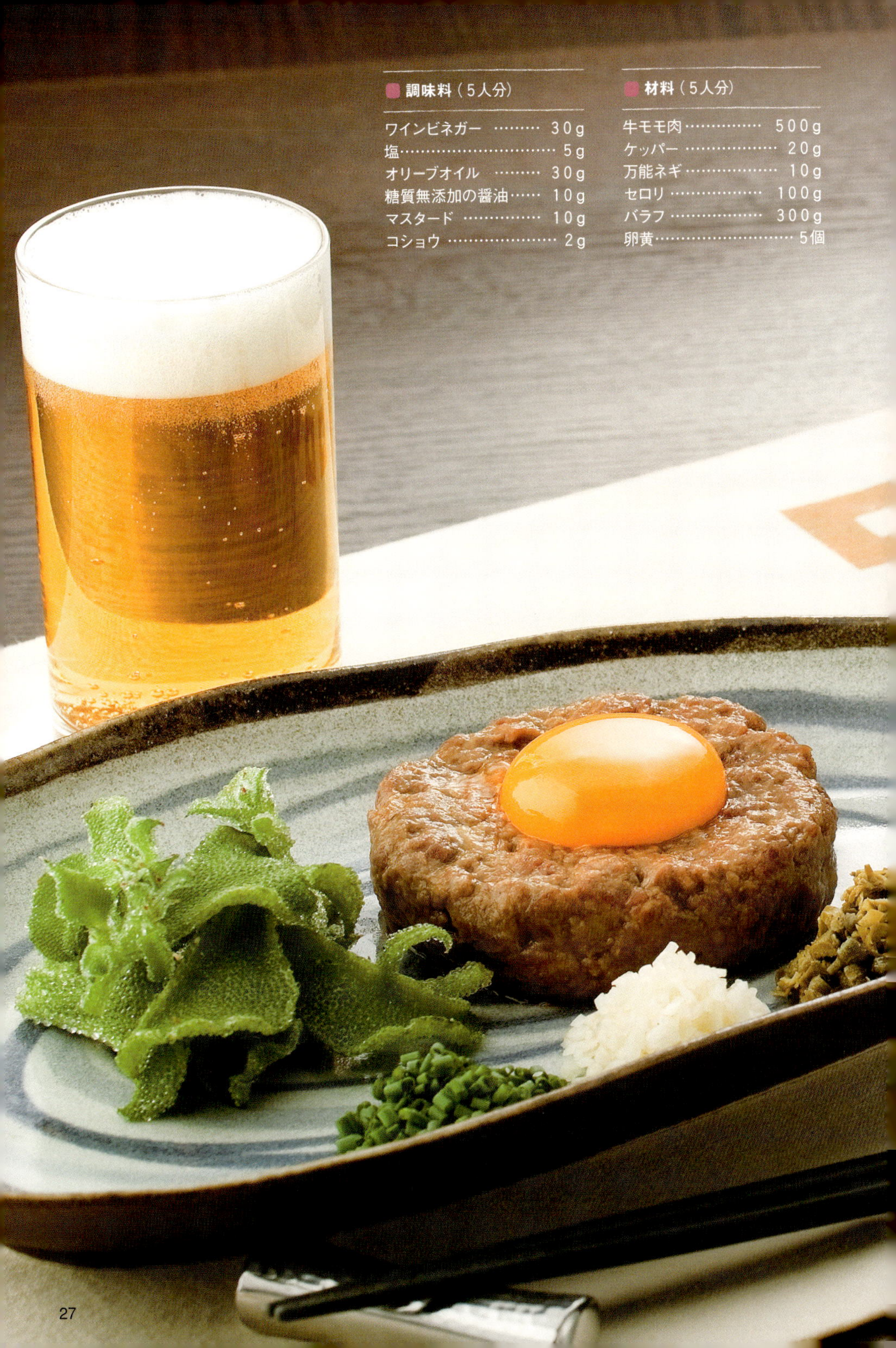

材料（5人分）

牛モモ肉…………… 500g
ケッパー……………… 20g
万能ネギ……………… 10g
セロリ……………… 100g
バラフ……………… 300g
卵黄………………………… 5個

調味料（5人分）

ワインビネガー ……… 30g
塩…………………………… 5g
オリーブオイル ……… 30g
糖質無添加の醤油…… 10g
マスタード …………… 10g
コショウ ………………… 2g

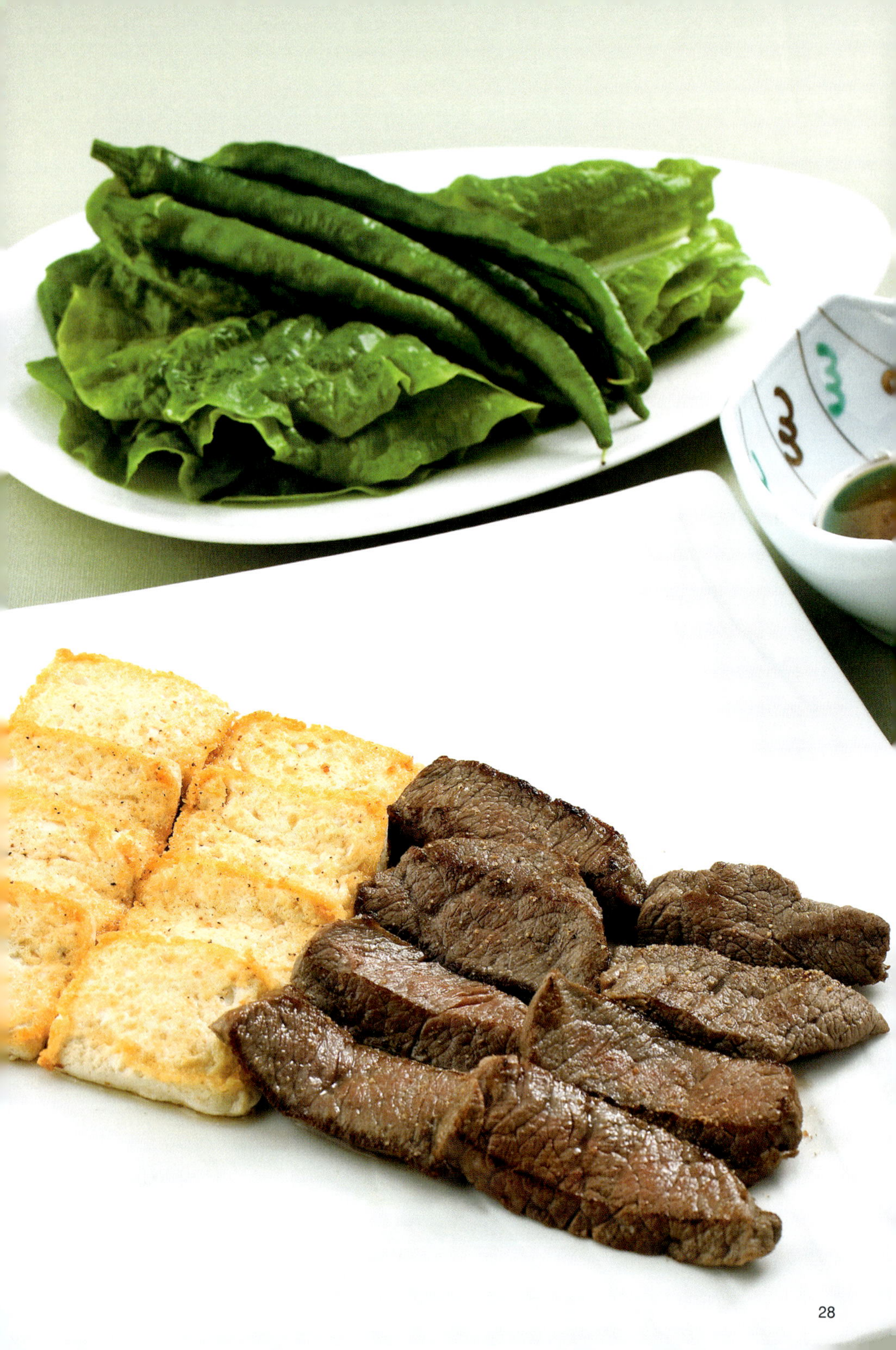

肉料理

牛フィレ肉のバーベキュー、コリアンスタイル

1. 牛肉は食べやすい大きさに切り、グリル焼きにする。

2. 豆腐も食べやすい大きさに切り、胡麻油を敷いたフライパンで表面がこんがりとするまで焼く。

3. 唐辛子とサンチュウは水洗いして、付け合せとして添える。

4. 調味料をすべて混ぜ合わせ、小皿に取り分けて付けダレにする。
＊食べるときは、サンチュウに肉、豆腐、唐辛子をのせて巻き込み、タレを付ける

材料（5人分）

牛フィレ肉	600g
木綿越し豆腐	2丁
サンチュウ	25枚
甘長青唐辛子	5本

調味料（5人分）

胡麻油	50g
コショウ	5g
塩	10g

肉料理

牛肉の冷シャブ、サラダ仕立て

1. 焼酎を沸かしてアルコールをとばし、他の調味料と混ぜ合わせ（かつお節と柚子の風味を付ける）、1日ねかせポン酢風のタレを作る。

2. 牛肉のスライスは湯に通し、冷水で冷やしたあと、水気をきっておく。

3. 野菜類はすべてできるだけ細い千切りにして、湯通しした牛肉とともに皿盛りする。

4. 合わせダレを別添えにして完成させる。
＊好みでタレに胡麻油を加えてもおいしい

材料（5人分）

牛肉スライス（ロース又はフィレ）	600g
キュウリ	100g
大根	100g
万能ネギ	25g
レタス	200g
セロリ	100g
サラダ菜	50g

調味料（5人分）

赤ワインビネガー	90g
焼酎	50g
かつお節（削り節）	30g
糖質無添加の醤油	90g
柚子の皮	5g

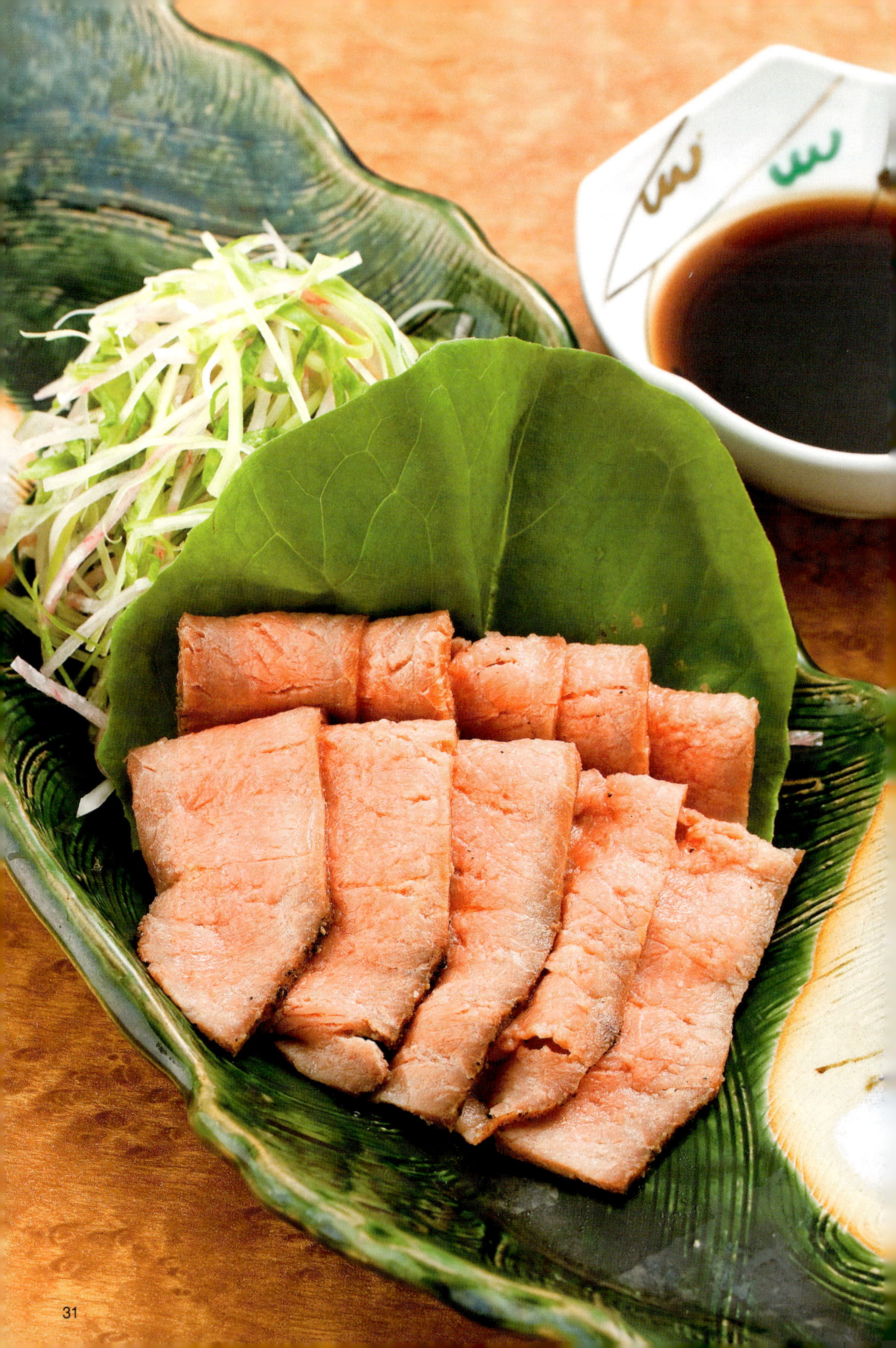

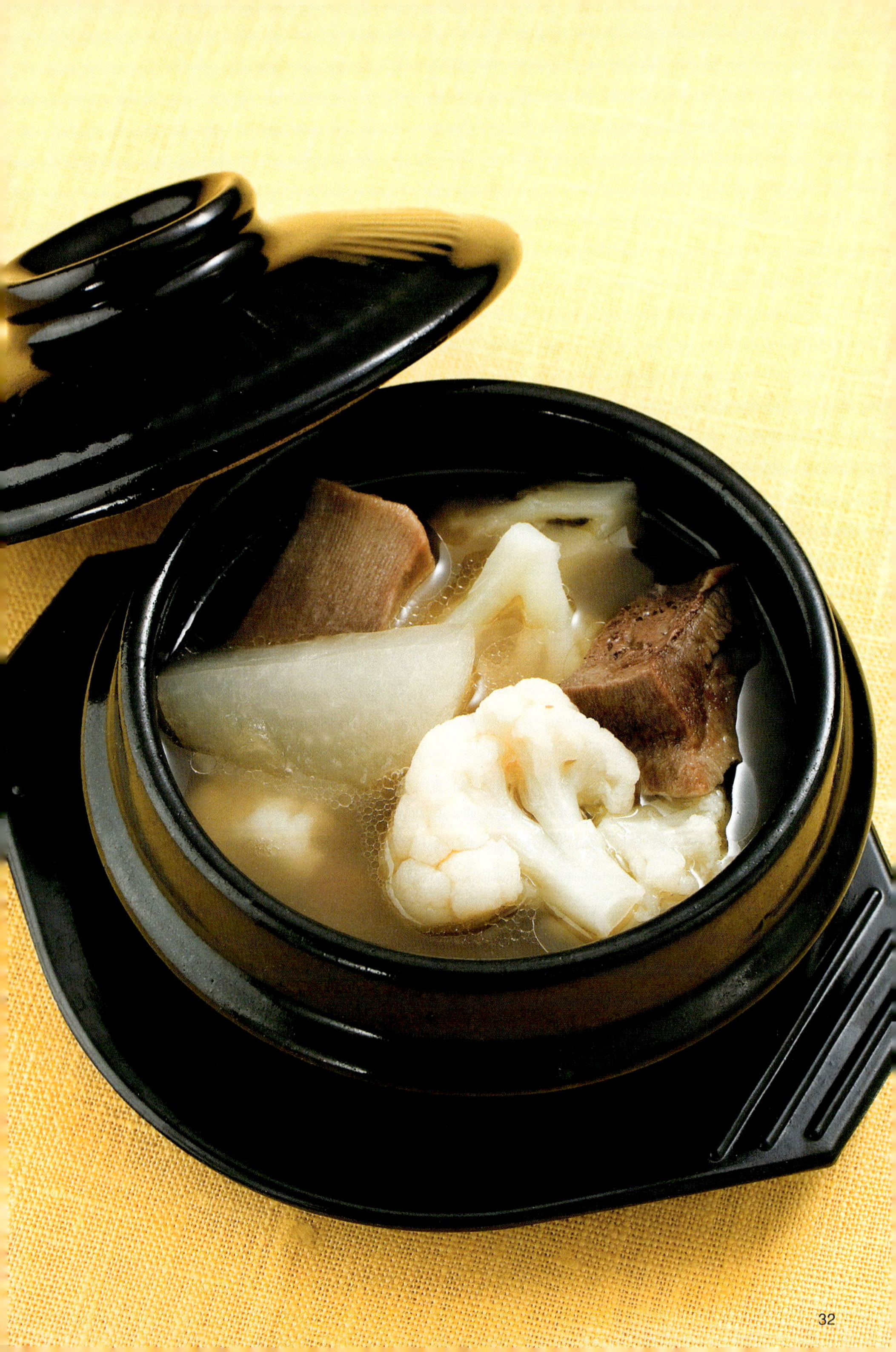

牛タン、カリフラワー、大根のポトフ

牛クズ肉（500g）と牛スジ（500g）は水にさらし、血抜きしたあと、水（2kg）に焼酎を加えて強火で煮込み、できあがりのスープ量1kgを目安に白濁スープを作る。

材料（5人分）

ボイル牛タン(皮むき)… 800g
カリフラワー ……… 150g
大根……………………… 150g

調味料（5人分）

スープ（香味野菜は加えず、牛クズ肉と牛スジだけを使用）……………… 900g
塩……………………… 10g
焼酎………………… 100g
コショウ ………………… 2g

1. 皮むきした牛タンはボイルして食べやすい大きさに切り分けておく。
2. 大根とカリフラワーは食べやすい大きさに切っておく。
3. スープにボイルした牛タンと大根を入れ、やわらかくなるまで煮込む。
4. やわらかくなったら塩、コショウで味付けし、カリフラワーも加える。
5. 土鍋などの耐熱容器に移し、再度温め完成させる。

肉料理

軍鶏の煮込み、温野菜添え（ザーサイ、エリンギ、アスパラ）

1 軍鶏は胸と脚の部位をはずし、ガラと別々にする。

2 胸、脚、ガラは湯に通し表面をきれいに掃除しておく。

3 ガラを水（2㎏）に入れてゆっくりと濁らないように煮込み、塩、コショウで味付けして、ブイヨンを作る。

4 できあがったブイヨンに胸と脚を入れて、やわらかくなるまで煮込む。

5 ザーサイは水に漬けて塩抜きし、食べやすい大きさに切ったエリンギ、アスパラとともに炒める
（ザーサイの塩分で食べるので水に漬け過ぎないよう注意）。

6 煮込んだ軍鶏を器に盛り付け、野菜を添え完成させる。

＊食べるときに好みでサワークリーム、マスタードなどを使用してもよい

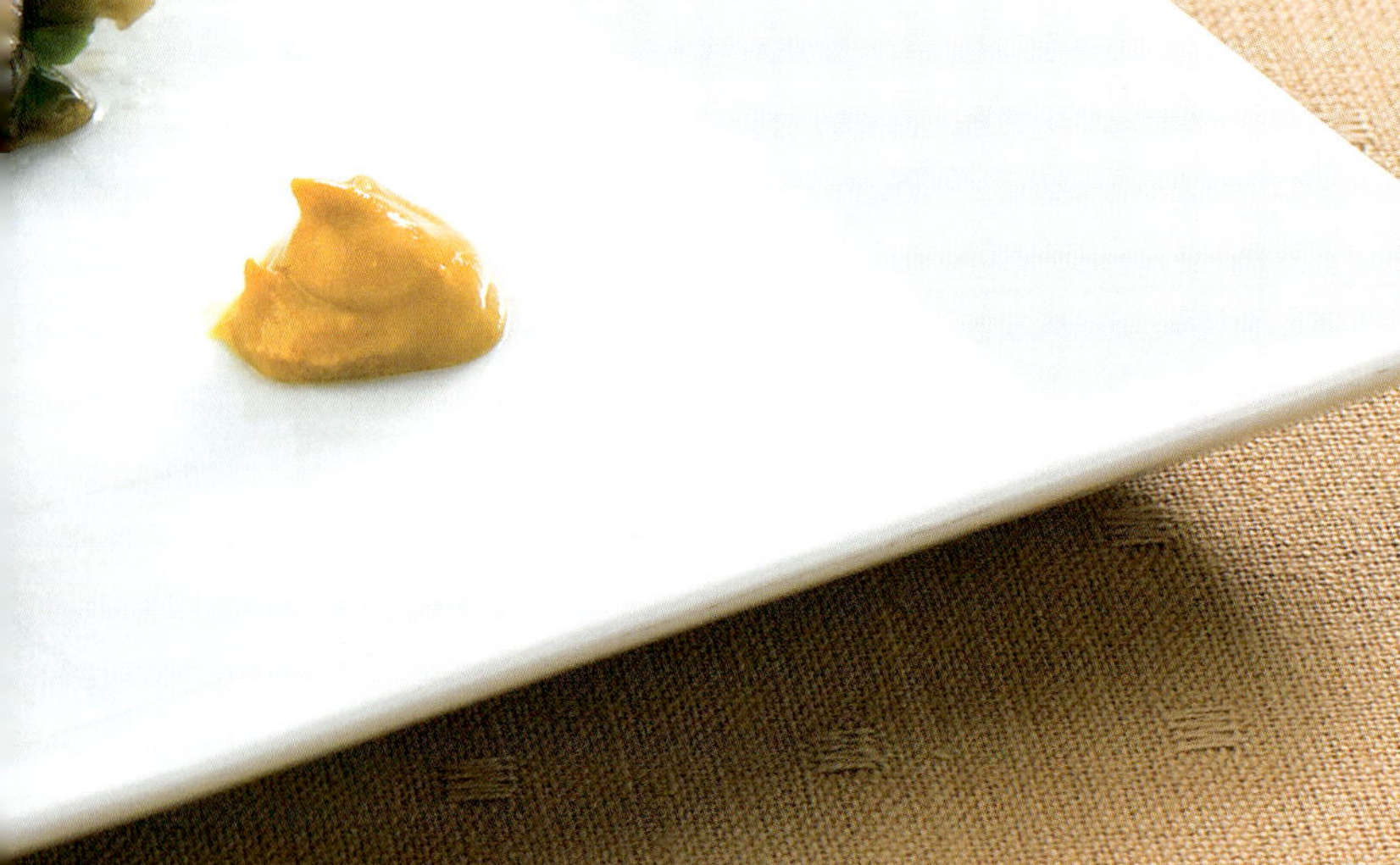

調味料（5人分）

軍鶏のブイヨン
（香味野菜を加えていない
自家製）………………… 1kg
塩………………………… 3g
炒め用油………………… 5g
コショウ ………………… 1g

材料（5人分）

軍鶏（1羽分）………… 2kg
アスパラ …………… 100g
エリンギ …………… 150g
ザーサイ（スライス）… 50g

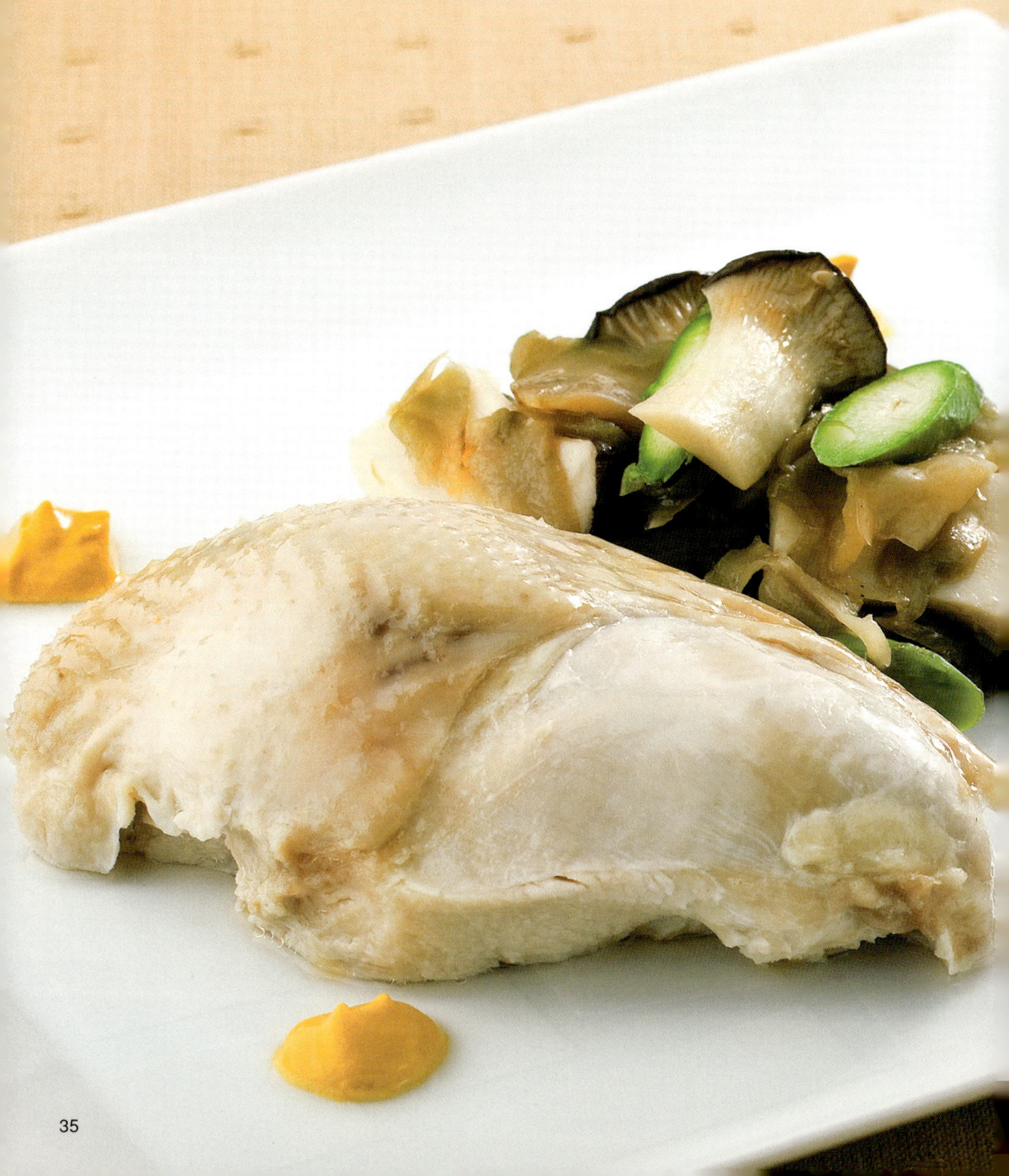

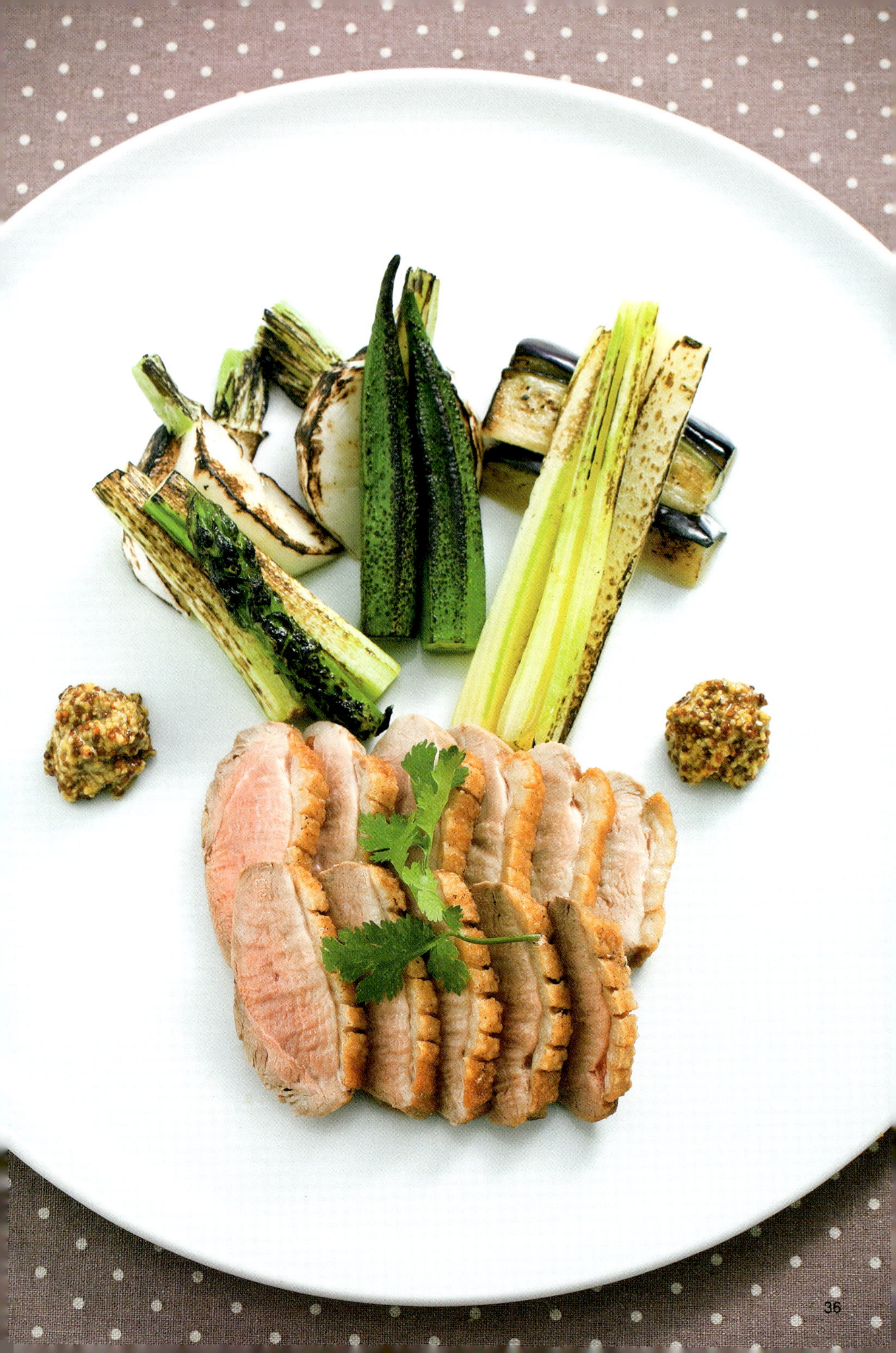

春鴨のポアレ、彩り温野菜添え

1. 鴨は、皮面だけをフライパンできつね色になるまで焼き、余分な脂を除いておく。
2. 野菜類は食べやすい大きさに切り分けておく。
3. 皮を焼いておいた鴨は塩5g、コショウ1gで味付けし、200℃のオーブンで10分間焼き、野菜はグリル焼きしたあとに、塩3g、コショウ1gで味付けする。
4. 皿の奥に野菜類を盛り、手前に鴨をスライスし並べて完成させる。

＊食べるときは好みでマスタード、サワークリームなどを使用してもよい

材料（5人分）

鴨の胸肉	500g
オクラ	35g
こごみ	35g
セロリ	50g
グリーンアスパラ	100g
小カブ	50g
ナス	50g

調味料（5人分）

塩	8g
コショウ	2g

チキンスープと焼き厚揚げ

材料（5人分）

チキンスープ（香味野菜を加えていない自家製）	900g
厚揚げ豆腐	250g
小松菜	100g
おろしショウガ	5g
万能ネギ	50g

調味料（5人分）

塩	9g
コショウ	1g
焼酎	100g
糖質無添加の醤油	2g

1. 鶏ガラ（1㎏）を熱湯にくぐらせ血、脂を掃除したあとに、水（2㎏）に入れて濁らないようにゆっくりとエキスを煮だし、できあがりのスープ量1㎏を目安に作る。

2. 厚揚げは8等分に切り、200℃のオーブンで7分間焼く（直火の網焼きでもよい）。

3. 小松菜は食べやすい長さに切りボイルしておく。

4. スープを塩、コショウで味付けし小松菜を加えカップに盛り付け、厚揚げは皿に盛り付ける。

5. 厚揚げにおろしショウガときざんだ万能ネギをのせ、醤油は別添えにして完成させる。

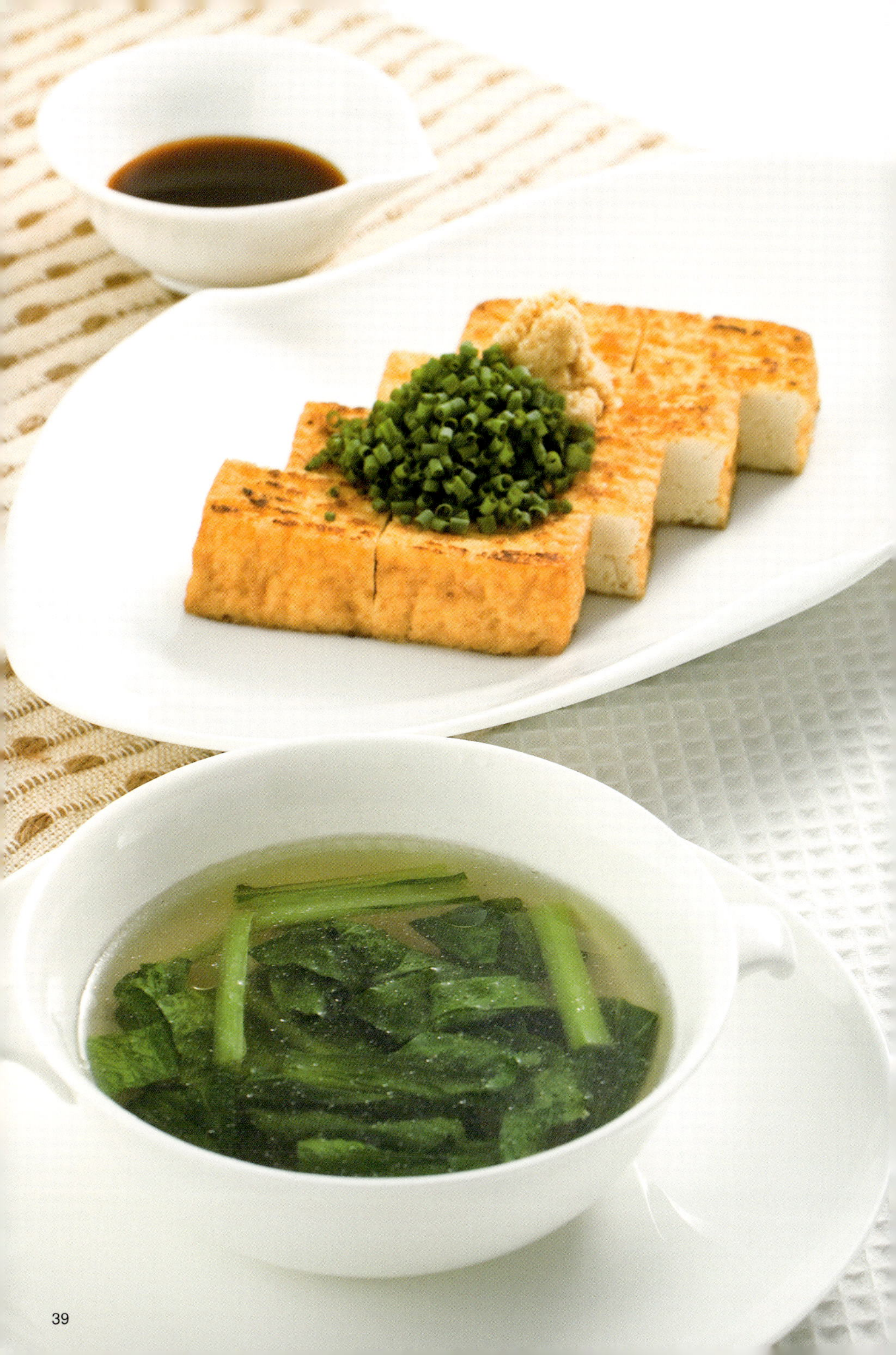

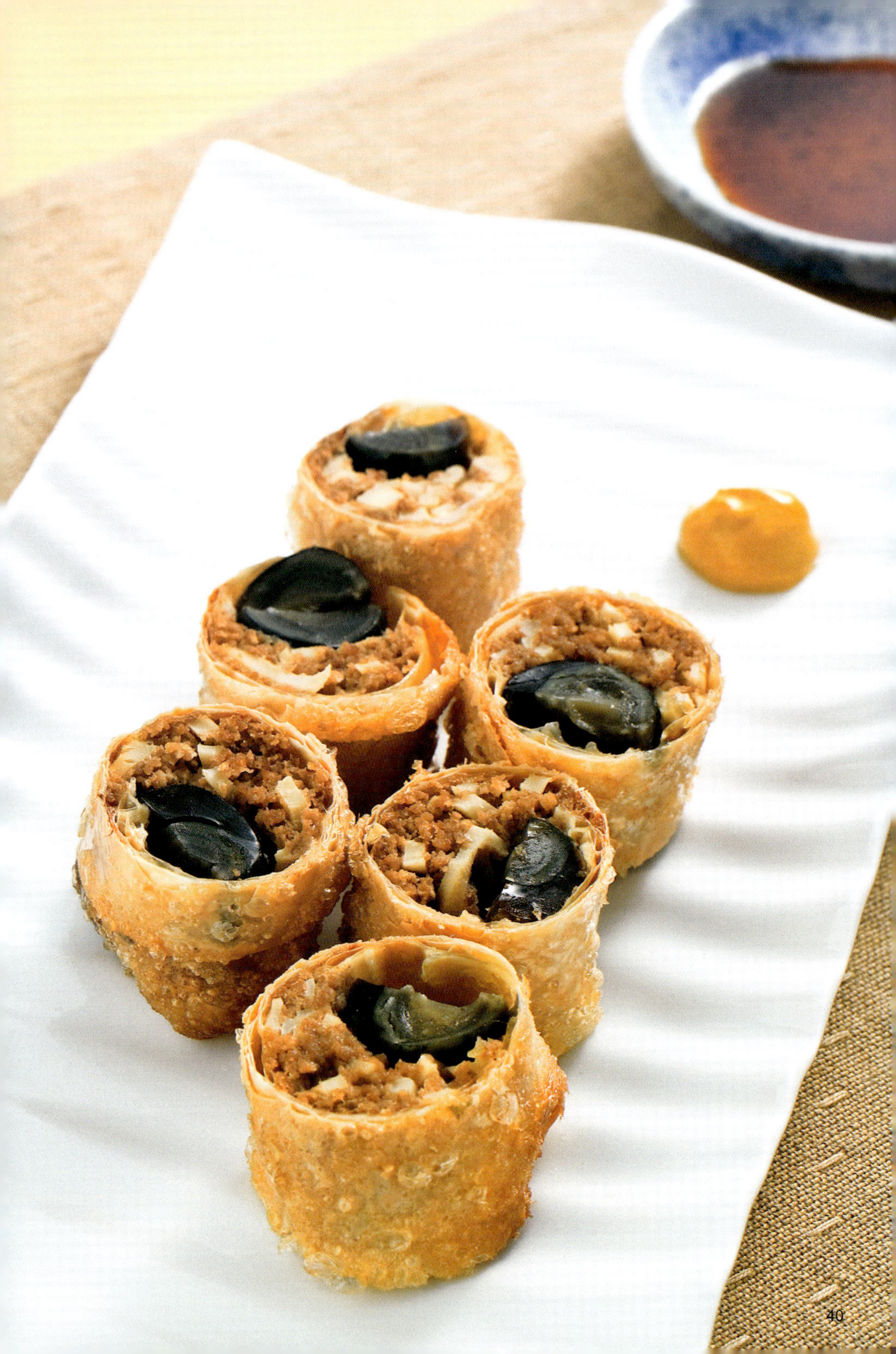

肉料理

肉そぼろ、ウズラのピータン、新筍の湯葉巻き揚げ

1. 筍はボイルしてアクを抜いたあとにみじん切りにしておく。ピータンは殻をむき取り、縦に4等分に切っておく。

2. 挽き肉を塩、コショウで味付けし、フライパンで炒めそぼろ状態にしてみじん切りの筍を加えておく。

3. 筍入り肉そぼろ、ピータンを生卵で混ぜ合わせ具材とする。

4. 春巻きの要領で具材を湯葉で巻き込み、棒状にして180℃の油でカラリと揚げる。

5. 揚げたら油をよくきって皿に盛り、醤油とからしを別に添え完成させる。

材料（5人分）

合い挽き肉	200g
ウズラのピータン	10個
新筍	200g
鶏卵	1個
生の平湯葉	5枚

調味料（5人分）

塩	4g
コショウ	1g
糖質無添加の醤油	25g
練りからし	5g

皮付き豚バラ肉の広東風叉焼

1. 皮付き豚バラ肉は加熱したときに皮がふくれるのを防ぐため針打ちし、塩、コショウをすり込み味付けする。

2. １００℃のオーブンで5時間ゆっくりと焼き上げる。

3. 焼き上げたあとに、皮面だけに２００℃の油をかけながら皮がパリパリになるように仕上げる。

4. ザーサイは千切りにして水に漬けて塩分を抜いたあと、もやしとともに胡麻油で炒め、醤油で味付けする。

5. 豚を食べやすい大きさに切り分け、炒めた野菜を添え完成させる。

＊練りからしは食べるときに好みで使用する

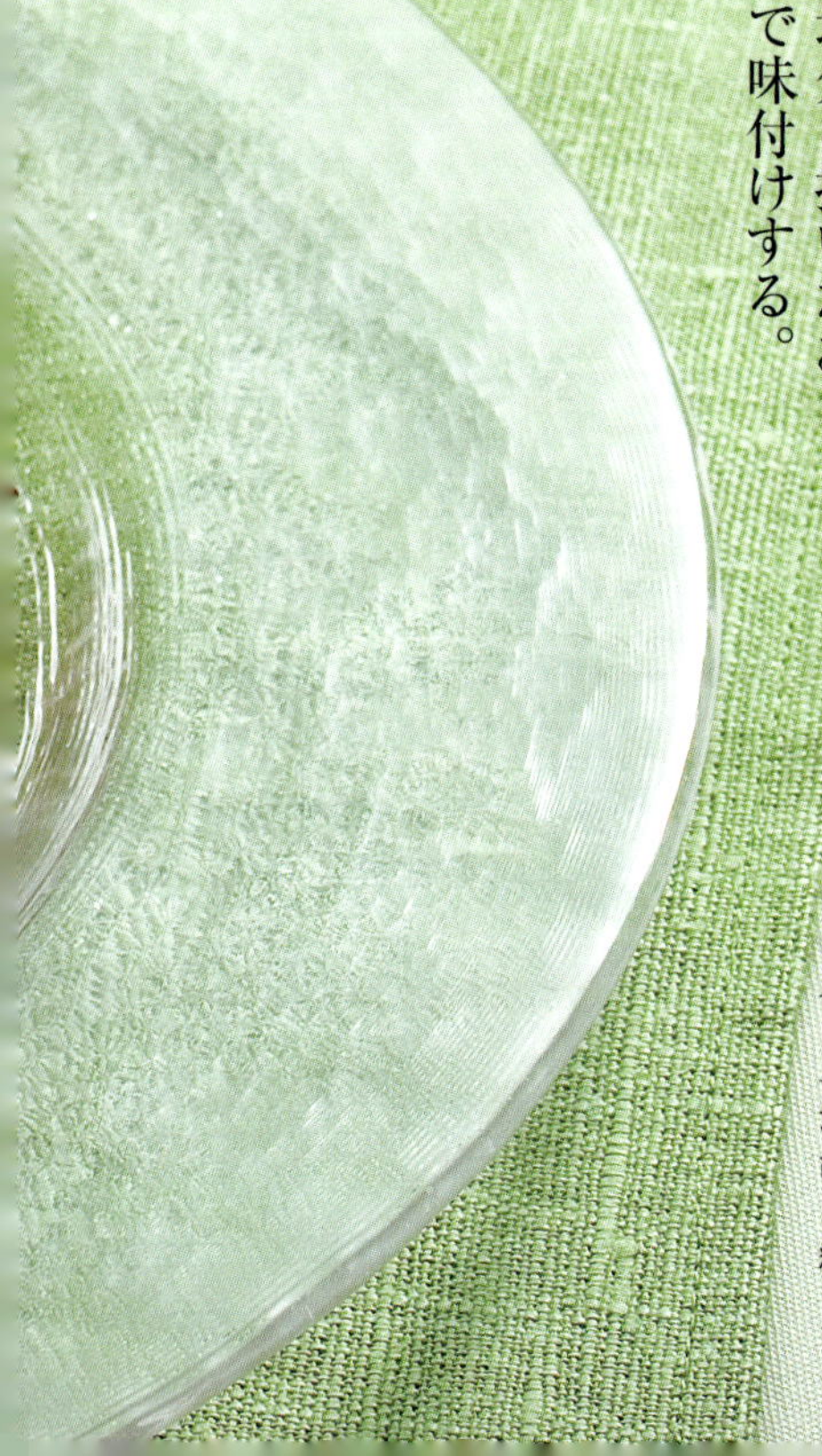

材料（５人分）

皮付き豚バラ肉	1kg
もやし	250g
ザーサイ	250g
練りからし	適量

調味料（５人分）

塩	20g
胡麻油	10g
コショウ	5g
糖質無添加の醤油	3g

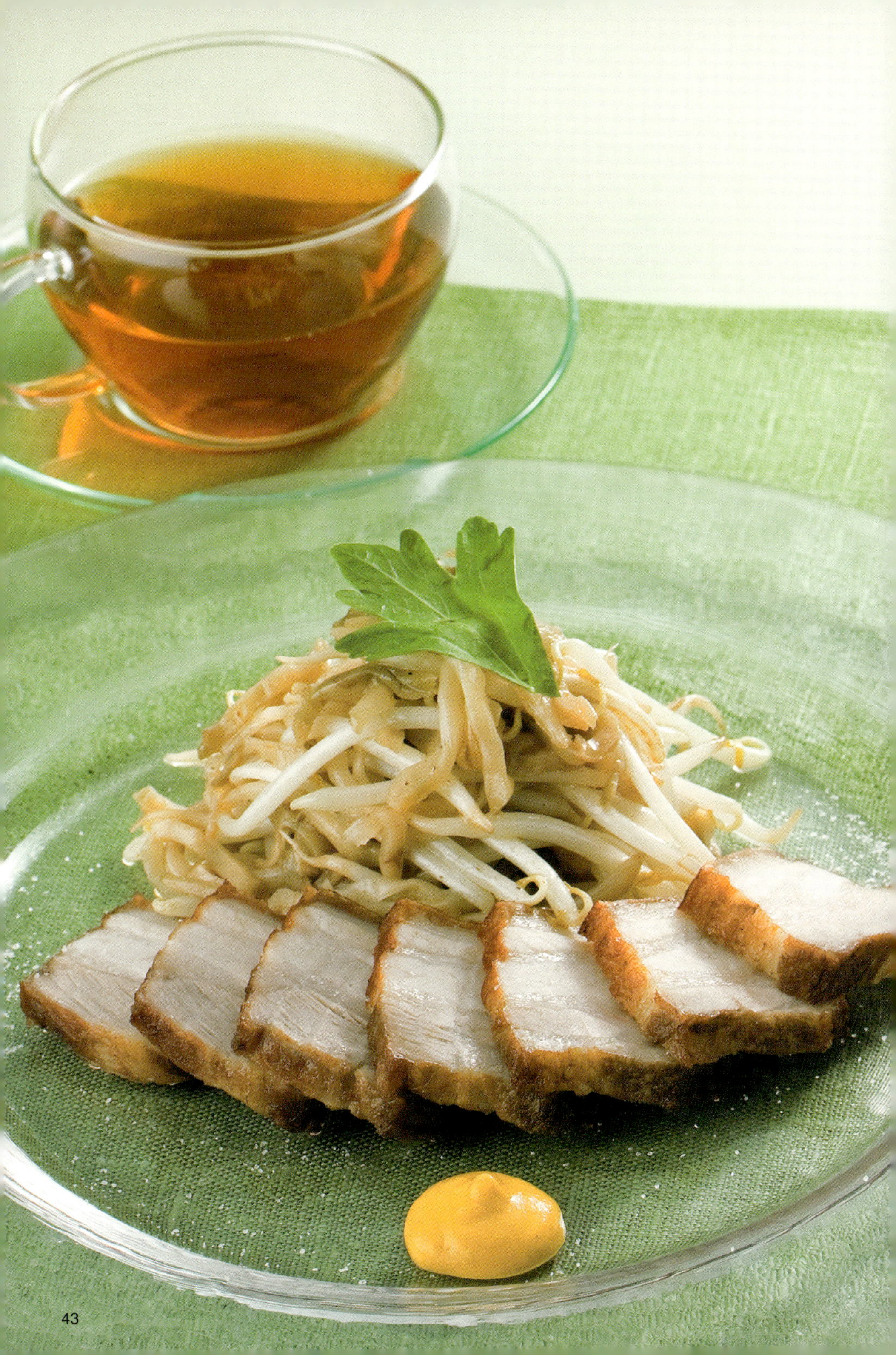

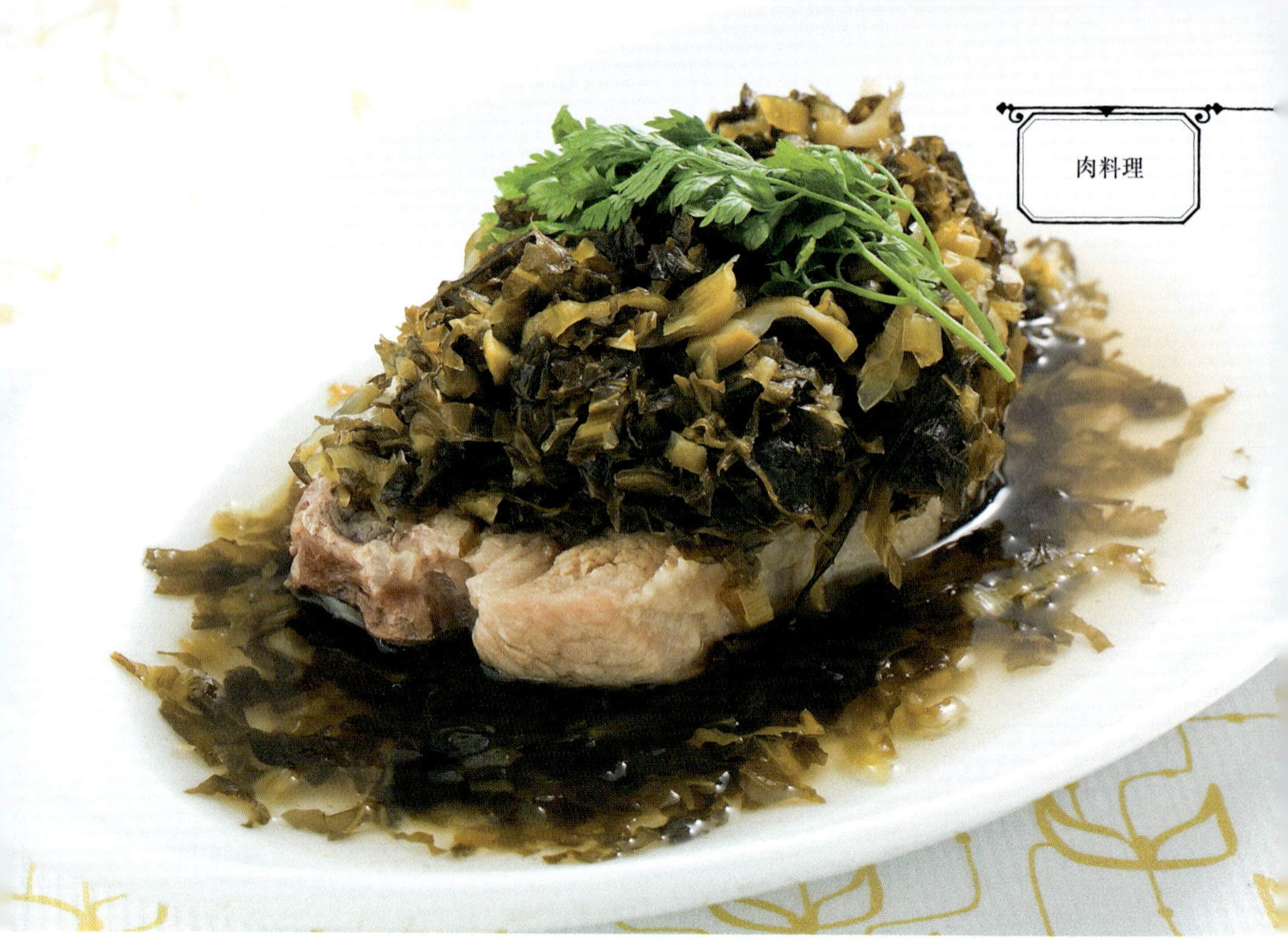

スペアリブと高菜の煮込み、粒マスタード添え

1・スペアリブは骨と骨の間で切り、1本ずつに切り分け、熱湯に通したあとに水洗いして、余分な脂を取り除き掃除しておく。

2・鍋に豚肉、水、焼酎を入れて、濁らないようにゆっくりと8時間程度煮込む。

3・肉がやわらかくなったら、きざんだ高菜とコショウを加えて味をなじませる。

4・肉と高菜の味がなじんだら、器に豚を盛り高菜を汁ごとかけて完成させる（高菜の塩分が足りないときは塩を足す）。

5・マスタードは別添えにして完成させる。

材料（5人分）

豚の骨付きあばら肉（骨付きなので1人前150gを想定）…750g
高菜漬け…150g
粒マスタード…適量

調味料（5人分）

水…1kg
焼酎…300g
コショウ…3g

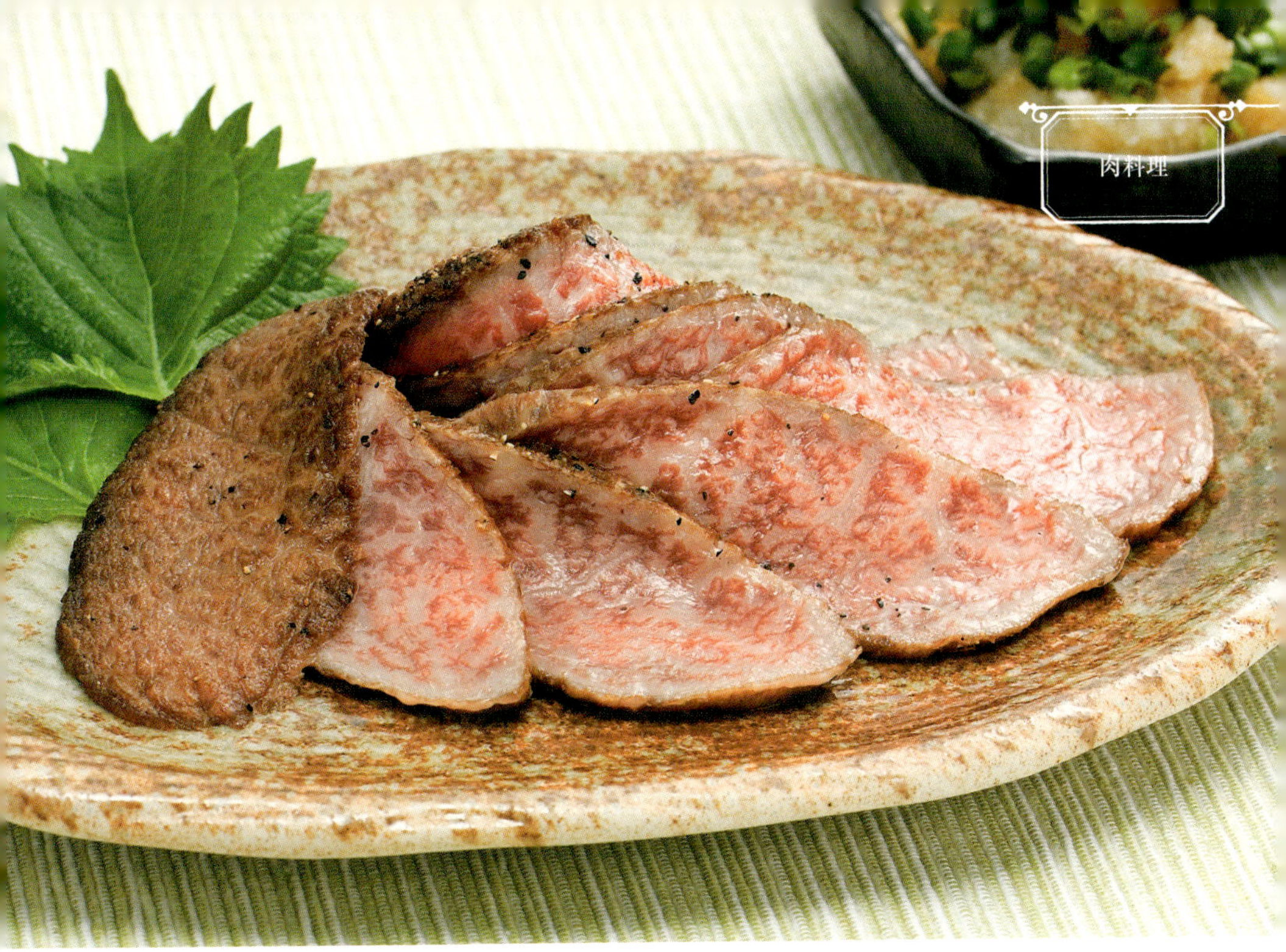

牛肉のたたき、糖質ゼロのタレとともに

牛肉の部位は、イチボ、シンシン、ランプなどがタタキにむいています。

1 ・牛肉はかたまりのまま冷たくしておく。

2 ・フライパンに油をひき、肉の表面がパリッとなるまで焼き目をつける。

3 ・焼きおわったら、冷蔵庫で冷やし、冷めたところでお好みの厚さにスライスする。

4 ・調味料をすべて混ぜ合わせ、大根おろしとともにポン酢風のタレをつくる。

＊お好みで、わけぎのみじん切りをのせる

材料（5人分）

牛肉（イチボ、シンシン、ランプなど）	170g
大根おろし	300g

調味料（5人分）

酢	25g
水	25g
糖質無添加の醤油	25g

「糖質ゼロ」の意味

「糖質ゼロ」の「ゼロ」は数学的なゼロ、すなわち皆無のことではありません。

極力ゼロに近づける、といった意味合いです。

ある量以上の糖質を摂取すれば血糖値が上がり、インスリンの追加分泌が起こります。また、血中のケトン体や遊離脂肪酸が減少します。糖質ゼロの限度は、インスリンの追加分泌やケトン体、脂肪酸の低下が起こらない糖質量です。

生理的な応答は、変化の量だけではなく変化の速さにも左右されます。それゆえ、摂取した糖質量だけではなく質も重要です。ブドウ糖、果糖、砂糖のような単純な糖質なのか、でん粉のような高分子の糖質なのか、が問題です。また、消化の難易度も考慮すべきです。あくまで参考ですが、私の身体では、ブドウ糖五グラムで血糖値が30㎎／dℓ上昇し、ケトン体値が40％減少しました。

【第３章】

糖質制限・糖質ゼロのレシピ

魚料理

魚介類も肉類と同様に糖質は
ほとんどありません。
肉料理とともに調味料に気をつけながら
料理を楽しみましょう。

魚料理

寒ブリ塩焼き、染めおろし添え

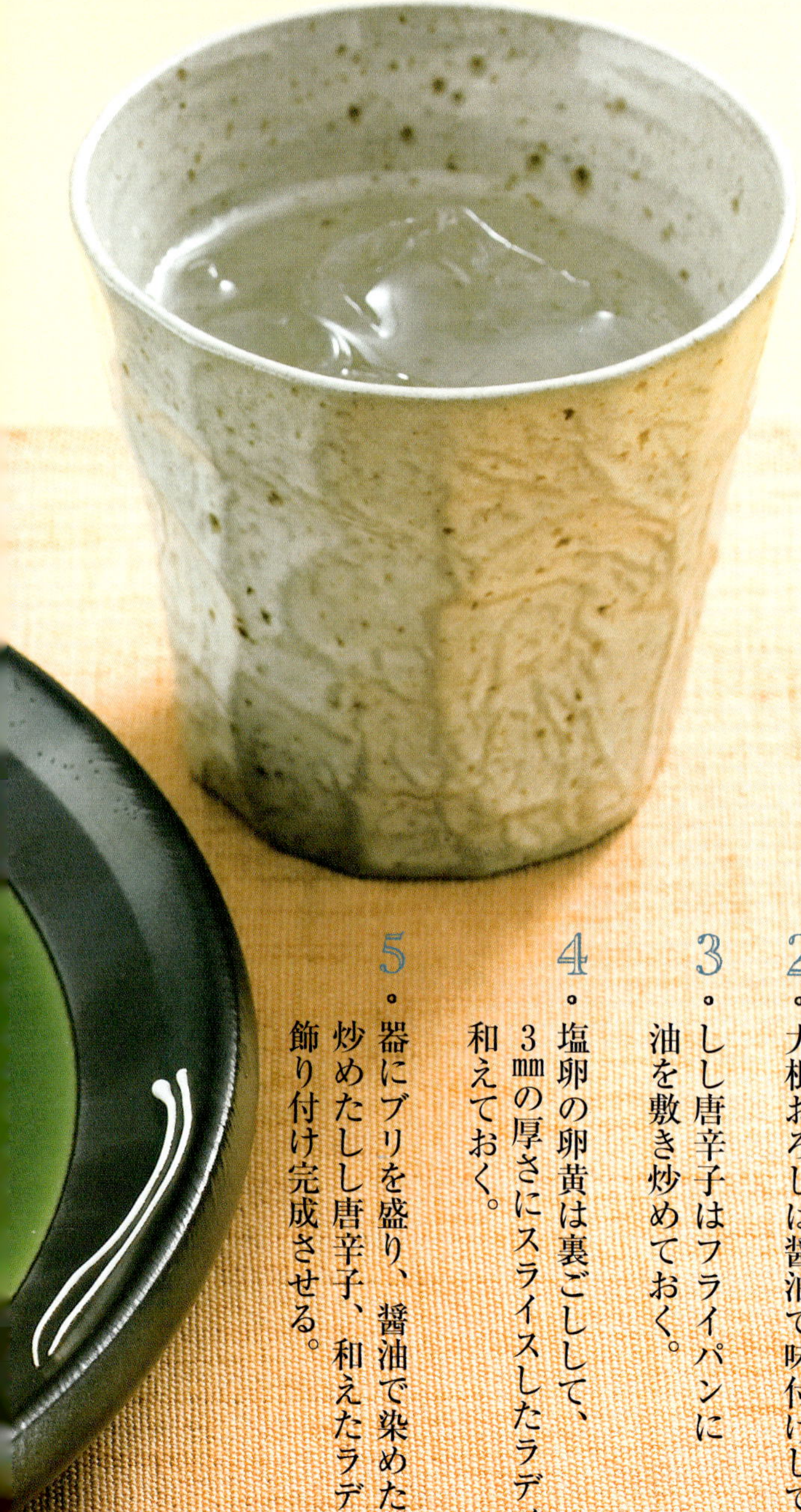

1. ブリの切り身は塩をふりかけ、塩焼きにする。
2. 大根おろしは醤油で味付けしておく。
3. しし唐辛子はフライパンに油を敷き炒めておく。
4. 塩卵の卵黄は裏ごしして、3㎜の厚さにスライスしたラディッシュと和えておく。
5. 器にブリを盛り、醤油で染めた大根おろし、炒めたしし唐辛子、和えたラディッシュを飾り付け完成させる。

調味料（5人分）

塩漬け卵の卵黄…… 100g
炒め用油……………… 10g
塩…………………………… 5g
糖質無添加の醤油…… 30g

材料（5人分）

ブリの切り身
（一切れ60g）…… 300g
しし唐辛子…………… 50g
大根おろし………… 300g
ラディッシュ ………… 50g

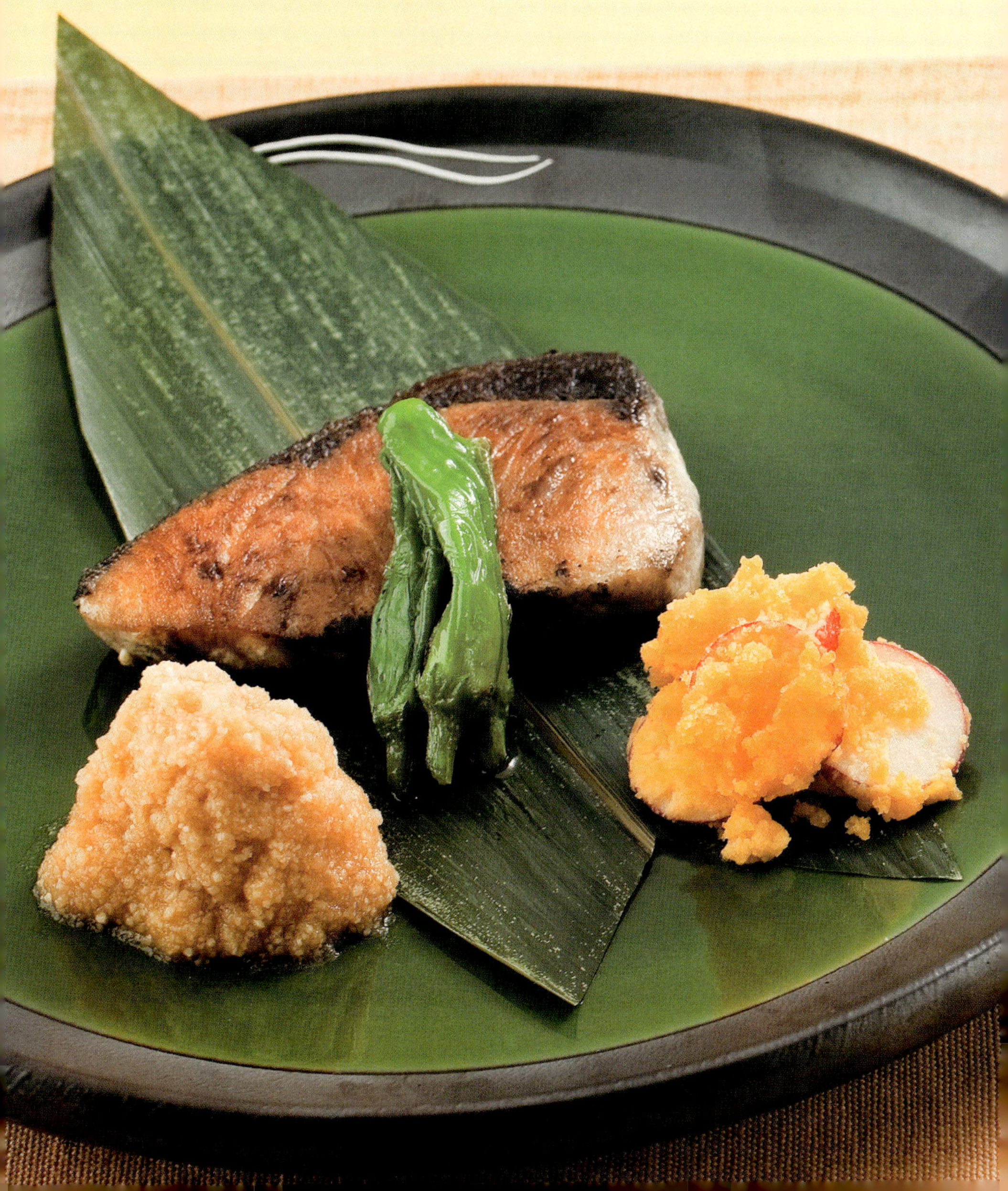

カニの身とアボカドの彩りサラダ

1. カニとマヨネーズを混ぜ合わせ5等分にする。
2. アボカドはスライスしてビネガーで洗い変色を防いだあとに、塩、コショウで味付けする。
3. 皿の中央にベビーリーフを敷き、混ぜ合わせておいたカニをのせる。
4. まわりに味付けしたアボカドを飾り付け、完成させる。

材料（５人分）

カニのほぐし身	２００g
アボカド	２個
ベビーリーフ	１００g

調味料（５人分）

マヨネーズ	５０g
塩	４g
コショウ	２g
ワインビネガー（白）	１０g

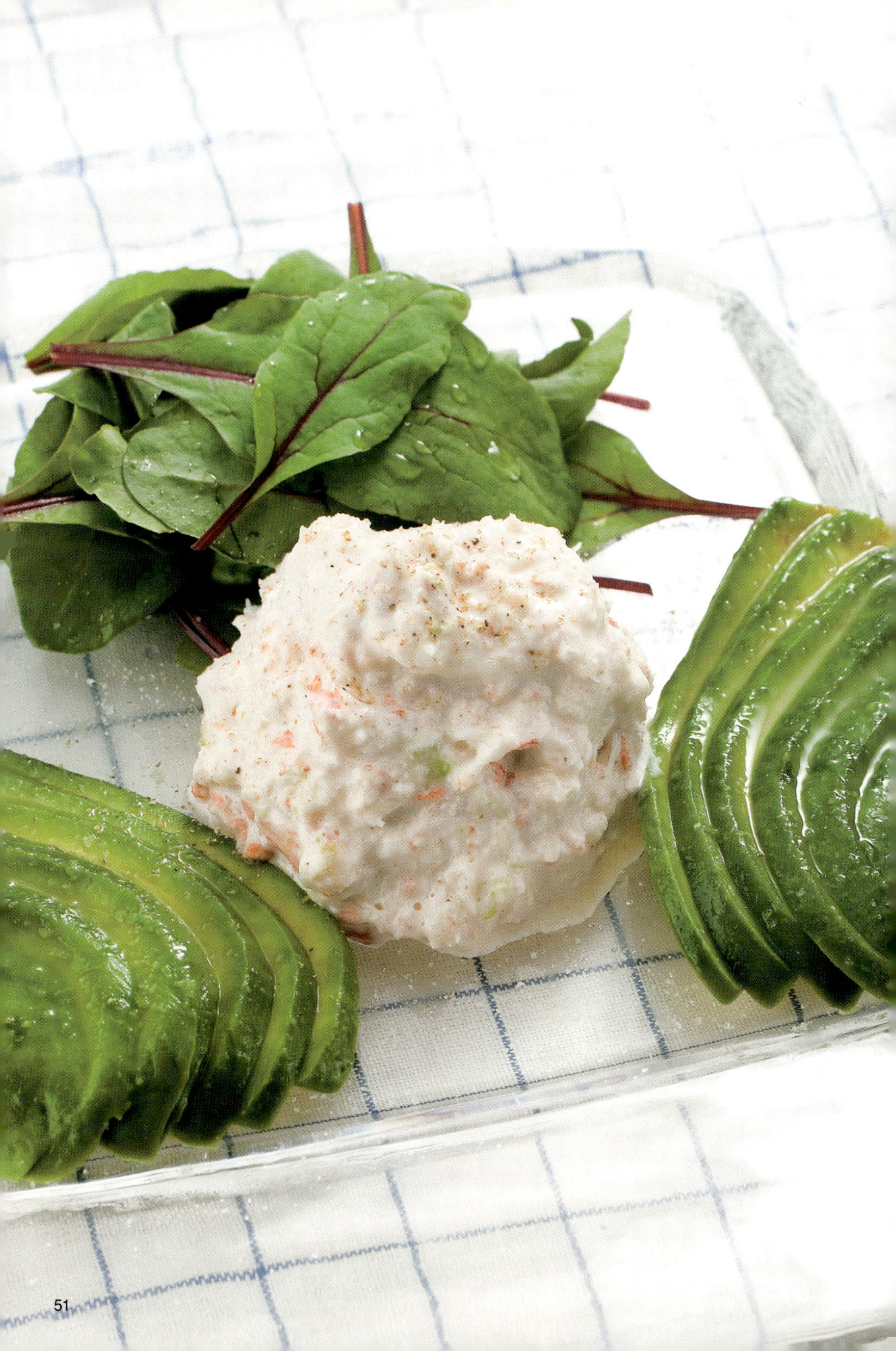

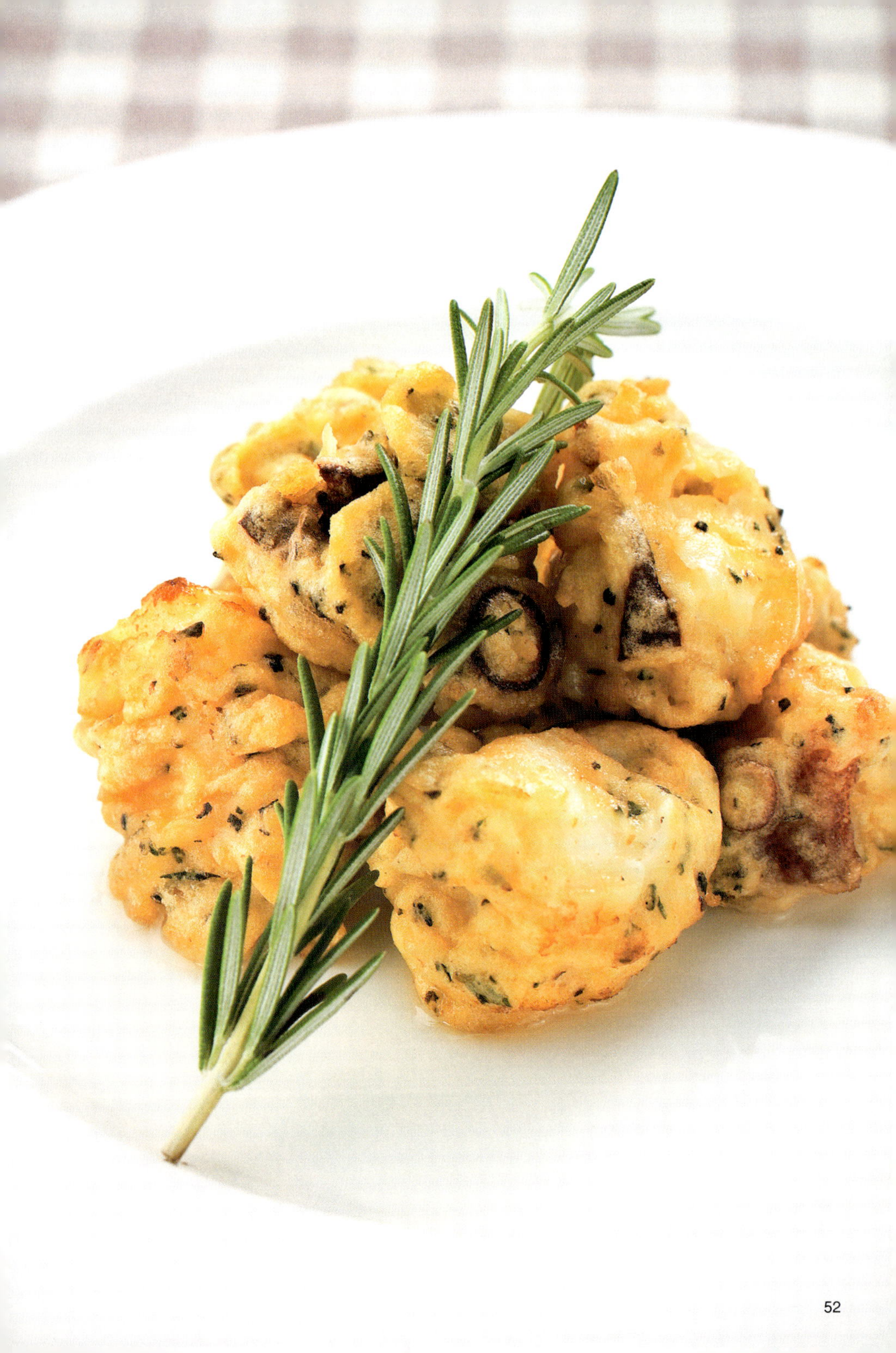

魚料理

真ダコのフライ、ローズマリー風味

1. 切ったタコを塩、コショウで味付けする。
2. 卵を割りほぐし、大豆全粒粉、ローズマリーを混ぜ合わせ揚げ衣を作る。
3. 混ぜたあとに、タコに衣を付け揚げ油にて揚げる。
4. 揚げたタコは皿に盛り、生のローズマリーを飾り完成させる。

材料（5人分）

真ダコ（ボイル）	300g
ローズマリー（生）	5本
ローズマリー（ドライ）	2g

調味料（5人分）

塩	1g
大豆全粒粉	50g
揚げ油	適量
コショウ	2g
鶏卵	1個

エビのチリソース風炒め物

1・エビは塩、コショウで下味を付け、１５０℃の油で70％程度加熱する。

2・塩、コショウ以外の調味料を混ぜフライパンで加熱し、合わせ調味料にする。

3・できたソースに、きざみネギを加え香りと旨みを足し、オクラペーストを加えトロミを付けてソースにする。

4・煮込んだあと、エビを加え、１００％火が通るまで煮る。

5・皿盛りして香菜をあしらい完成させる。

調味料（5人分）

豆板醤…………………………5g
ワインビネガー（白）…40g
塩……………………………2g
おろしニンニク …………5g
焼酎…………………………20g
糖質無添加の醤油……10g
チキンスープ（香味野菜を
加えていない自家製）…80g
唐辛子粉………………20g
オクラペースト ………40g
コショウ ………………1g
おろしショウガ …………5g
胡麻油……………………2g

※チキンスープの作り方は、P38の1を参照

材料（5人分）

むきエビ …………300g
香菜（中国野菜） ……15g
きざみネギ …………100g

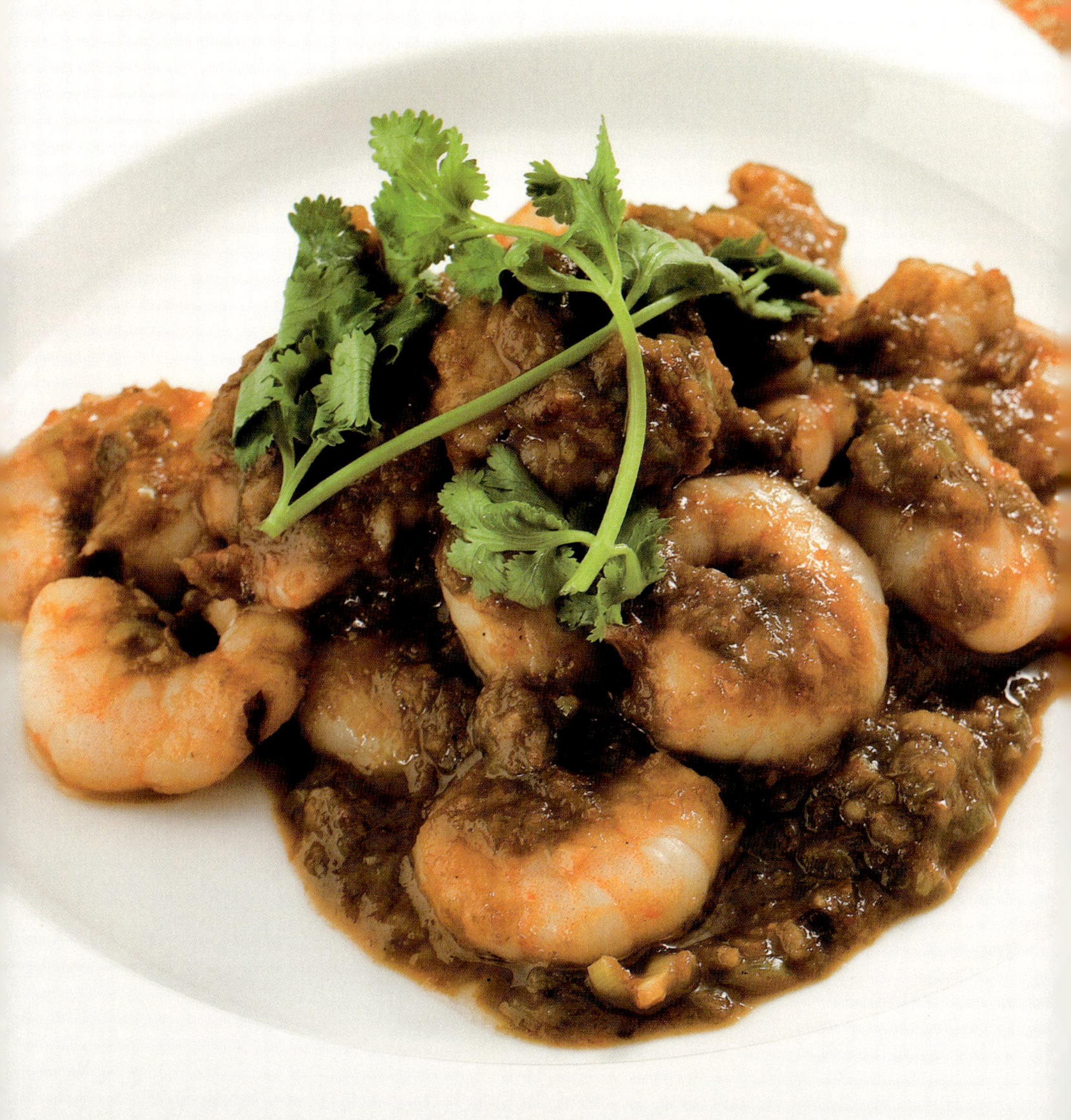

釜揚げしらすとしし唐の寒天パスタ

材料（5人分）

糸寒天	150g
しし唐辛子	100g
釜揚げしらす	100g
ブラックオリーブ	50g

調味料（5人分）

オリーブオイル	50g
塩	2g
ニンニク	1片
コショウ	2g
チキンスープ（香味野菜を加えていない自家製）	180g

※チキンスープの作り方は、P38の1を参照

1. 寒天は水に漬け、ふやかしておく。
2. ニンニクをオリーブオイルに加え加熱する。
3. 香りが付いたらニンニクは取り除く。
4. 作ったニンニクオイルでしし唐辛子、オリーブを炒めたあとにスープ、塩、コショウで味付けしてソースにする。
5. できたソースに寒天を加え、とろけないように素早くからませ皿に盛り、しらすをのせて完成させる。

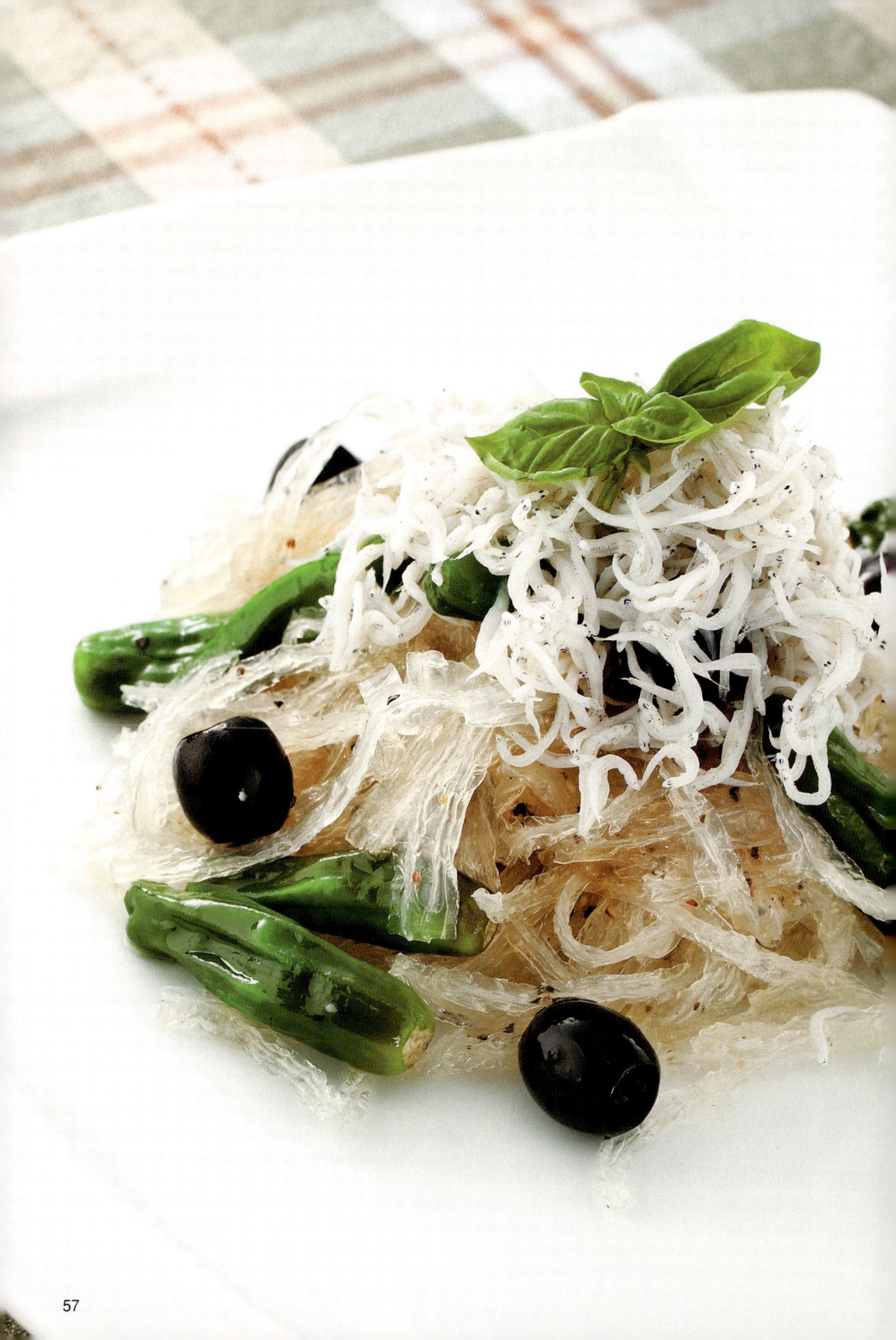

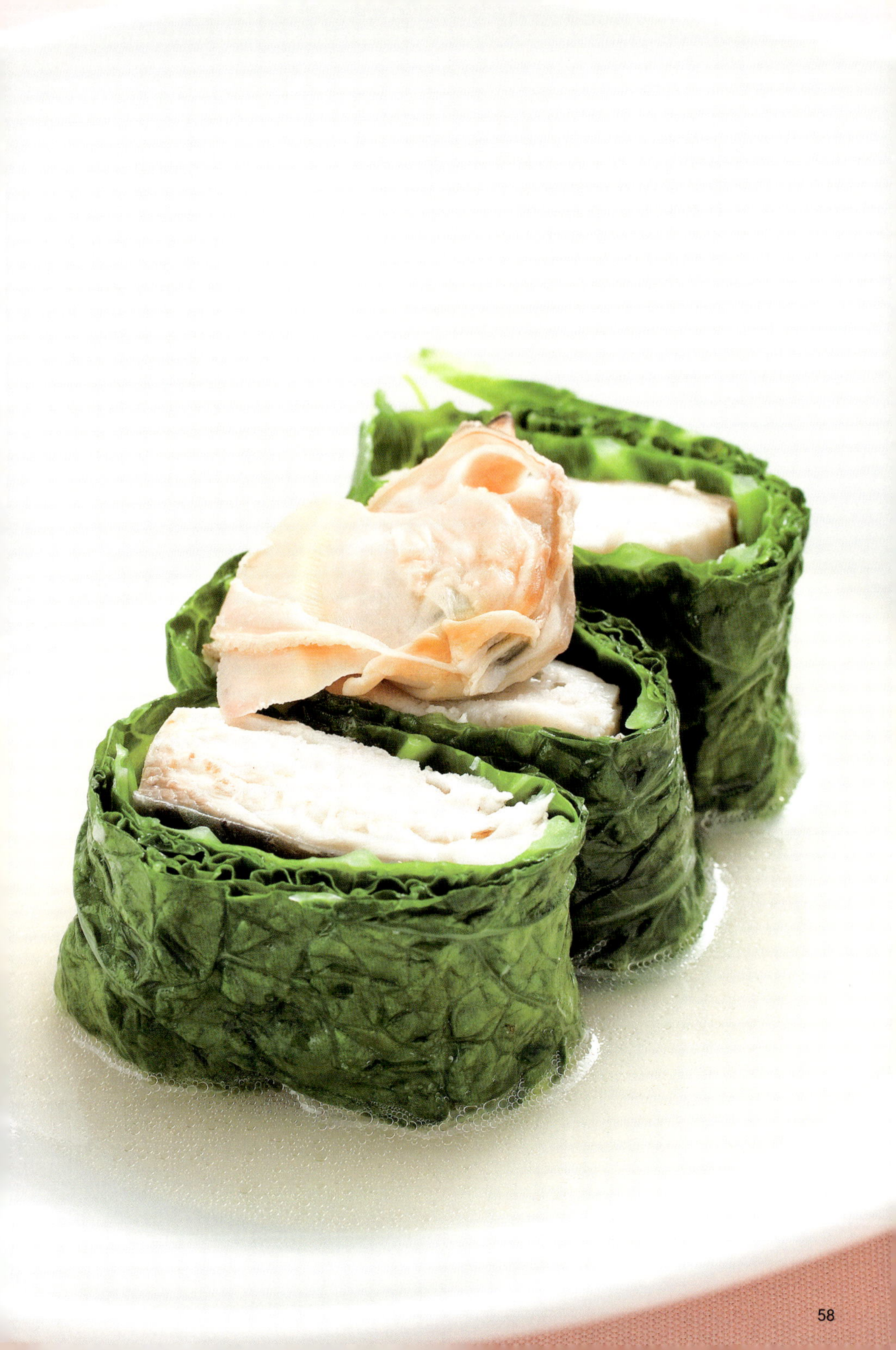

魚料理

鰆の春キャベツ包み、クラムソースかけ

1. 春キャベツは葉を1枚ずつボイルして、ザルに上げて水気をきっておく。
2. 鰆《さわら》の切り身は塩2gで下味を付け、ボイルしたキャベツで巻き込む。
3. 巻いたあとに、100℃でやわらかくなるまで10分間蒸す。
4. ハマグリはワインと水を混ぜ、蒸し煮したあとに、ハマグリの身を取り出して身とスープを別々にしておく。
5. ハマグリの煮汁にバター、塩1g、コショウで味付けし煮詰めてソースにする。
6. キャベツ包みを器の中央に盛りハマグリを添え、ソースと風味付けにオリーブオイルをまわしかけ完成させる。

材料（5人分）

鰆の切り身（一切れ60g）	300g
春キャベツの葉	5枚
ハマグリ	200g

調味料（5人分）

白ワイン（ドライ）	120g
塩	3g
コショウ	1g
水	120g
オリーブオイル	5g
バター	10g

魚料理

スズキのロースト、ジェノバ風ソース

1. くるみ、生バジル、オリーブオイル、塩1g、コショウ1gをミキサーで混ぜ合わせてソースを作る。

2. アスパラは茎の下半分を皮むきしておく。

3. スズキは塩2g、コショウ1gで味付けしアスパラとともにオーブンで焼く。

4. 焼いたスズキ、アスパラを皿盛りし、ソースを温め、まわしかけ完成させる。

材料（5人分）

スズキの切り身（一切れ80g）	400g
ホワイトアスパラ	150g

調味料（5人分）

くるみ	100g
オリーブオイル	30g
塩	3g
生バジル	30g
コショウ	2g

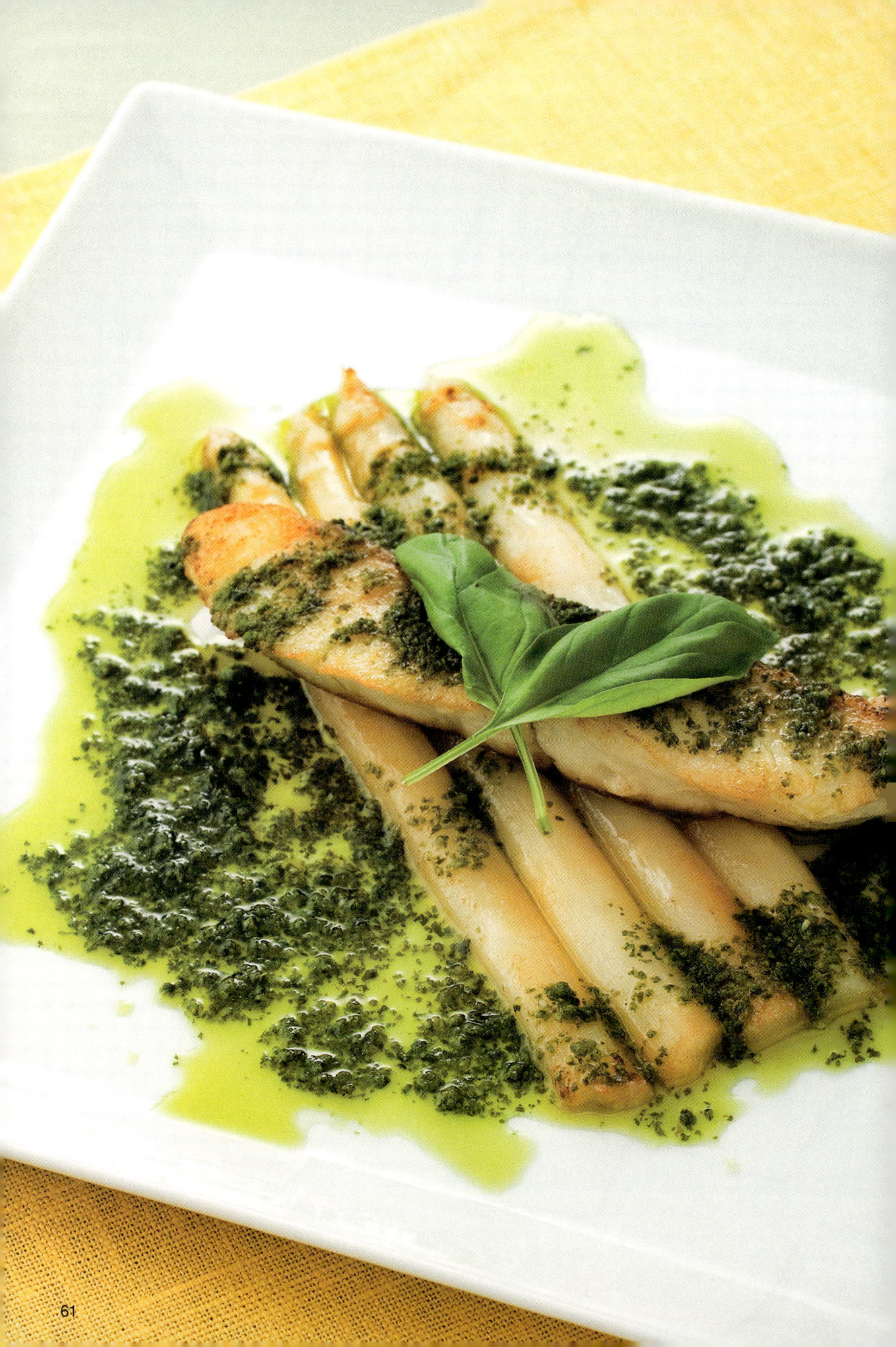

魚料理

真ダイの白ワイン蒸し、わかめの風味

1。真ダイの切り身は、塩、コショウで下味を付けておく。

2。ハマグリはノイリー酒と水で蒸し煮したあとに、身と煮汁に分けておく。

3。ハマグリの煮汁にワイン、バター、オリーブオイルを加えソースを作る。

4。容器に真ダイ切り身とソースを入れ、ラップで蜜封し100℃で5分間蒸す。

5。5分間蒸したあとに、ハマグリの身とワカメを加え、さらに3分間蒸す。

6。器の中央に真ダイを盛り、上にワカメをのせ、まわりにハマグリの身を飾る。

7。上からソースをまわしかけて完成させる。

*ノイリー酒（イタリア産薬草入りワイン）

材料（5人分）

真ダイ切り身（一切れ60g）	300g
戻しわかめ	30g
ハマグリ	150g

調味料（5人分）

塩	3g
ノイリー酒（ドライ）	150g
水	100g
オリーブオイル	30g
コショウ	1g
白ワイン（ドライ）	150g
バター	20g

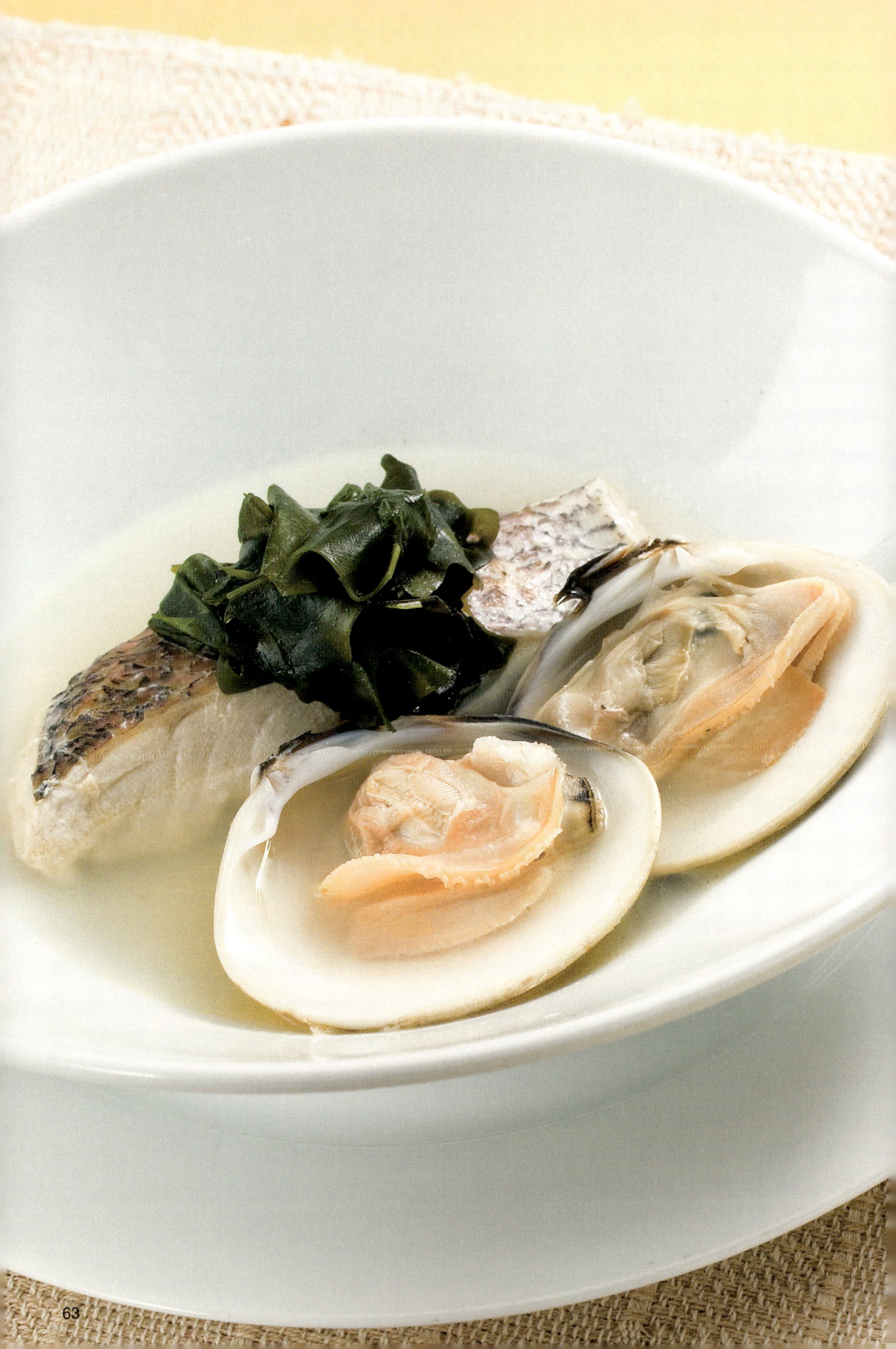

甘エビとふきのタルタル風

1. 甘エビは尾頭、殻を除いて身だけにし、細かくたたいておく。
2. 調味料をすべて混ぜ合わせ、ドレッシングを作る。
3. ふきはボイルしたあとに皮むきして、細かいみじん切りにする。
4. 卵を64℃で20分間加熱して、温度卵を作る。
5. エビ、ふき、ドレッシングを混ぜ合わせ、味付けしたあとにサラダ菜を敷き皿盛りする。
6. タルタルの上に温度卵をのせ、ケッパーとときざんだネギを散らし完成させる。

調味料（5人分）

ワインビネガー（白）	25g
塩	4g
オリーブオイル	25g
コショウ	2g

材料（5人分）

甘エビ	400g
ケッパー	100g
万能ネギ	10g
ふき	250g
鶏卵	5個
サラダ菜	5枚

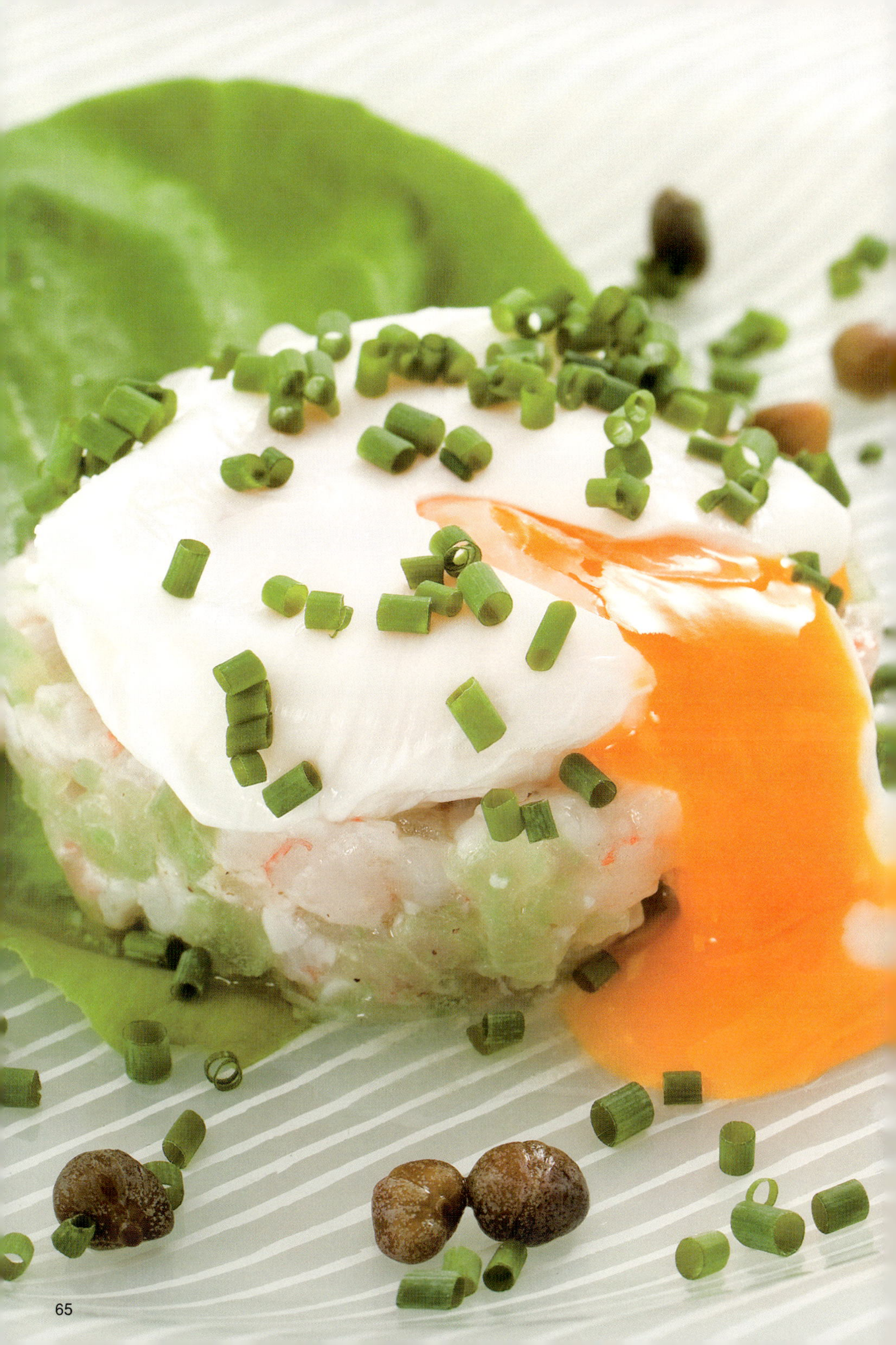

魚料理

ホウボウのアクアパッツァ

貝は砂だしをしたあと、こすり合わせて洗っておく。

ホウボウは内臓を取り出し、えらの部分を切り離して取り除く。

背びれ、胸びれ、腹びれなどをすべて切り取り、内側、外側に満遍なく塩・コショウを振る。


1。フライパンに表面が隠れるくらいの量のオリーブオイルを注ぎ入れ、にんにくをローストする。

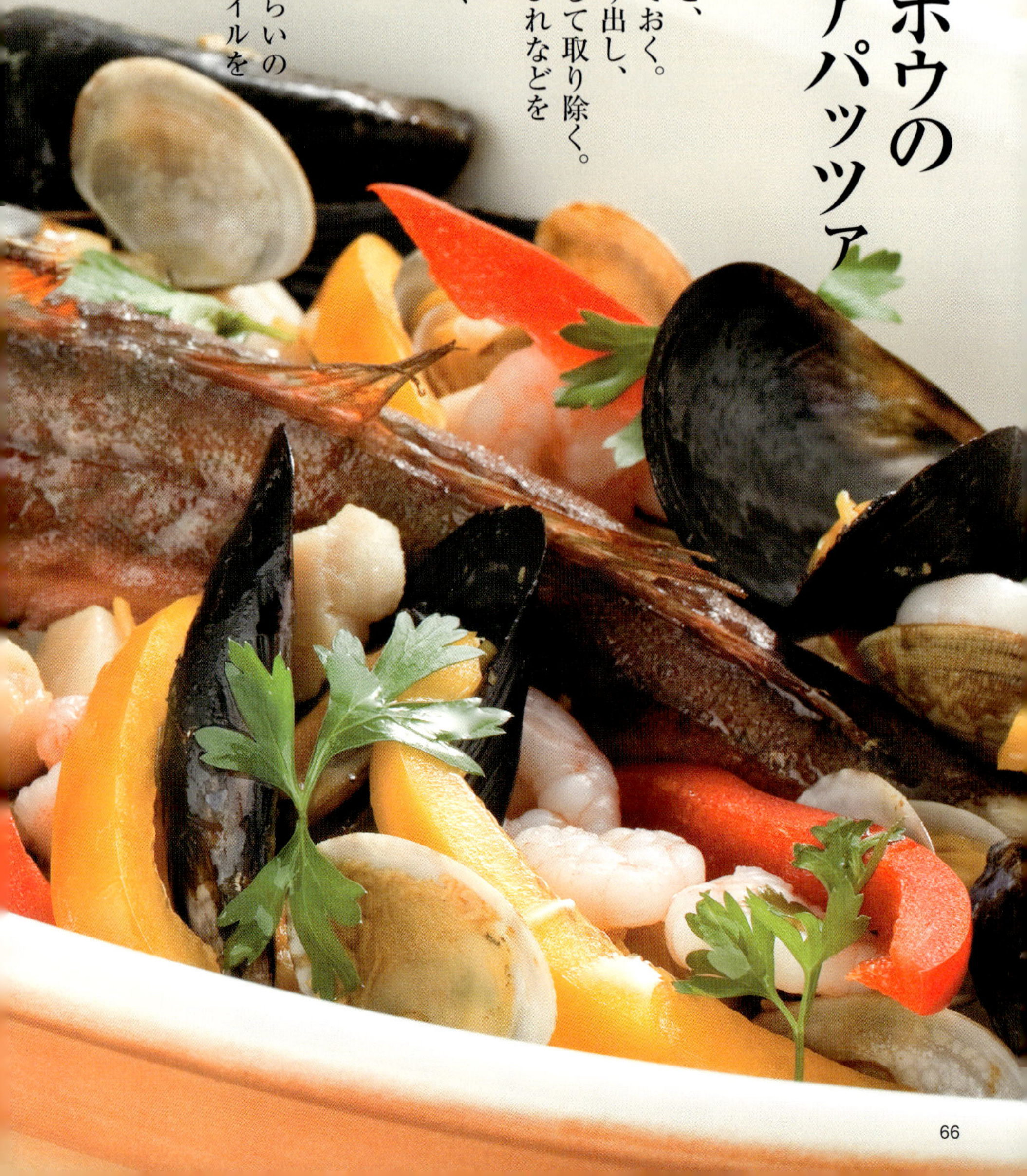

2。香りが出てきたら魚を並べ、
スプーンでオイルを
掬いながらかけまわす。
このとき両面を
裏返して焼くと
皮が破れるので、
低温のオイルを丁寧に
かけまわしたほうが
煮崩れをしない。

3。油が跳ね出すくらいに
温度があがったら、
フタをして2～3分中火で
蒸し焼く。

4。油が静かな音になってきたら、
余分な油をキッチンペーパーに吸わせ、
アンチョビとワインを加え、
甘エビ、ピーマンと貝類を入れる。

5。蓋をして温度を上げ、
貝の蓋が開き始めたら水、
パクチーを加えフタをして
5～6分中火で煮る。
最後に塩で味を調整する。

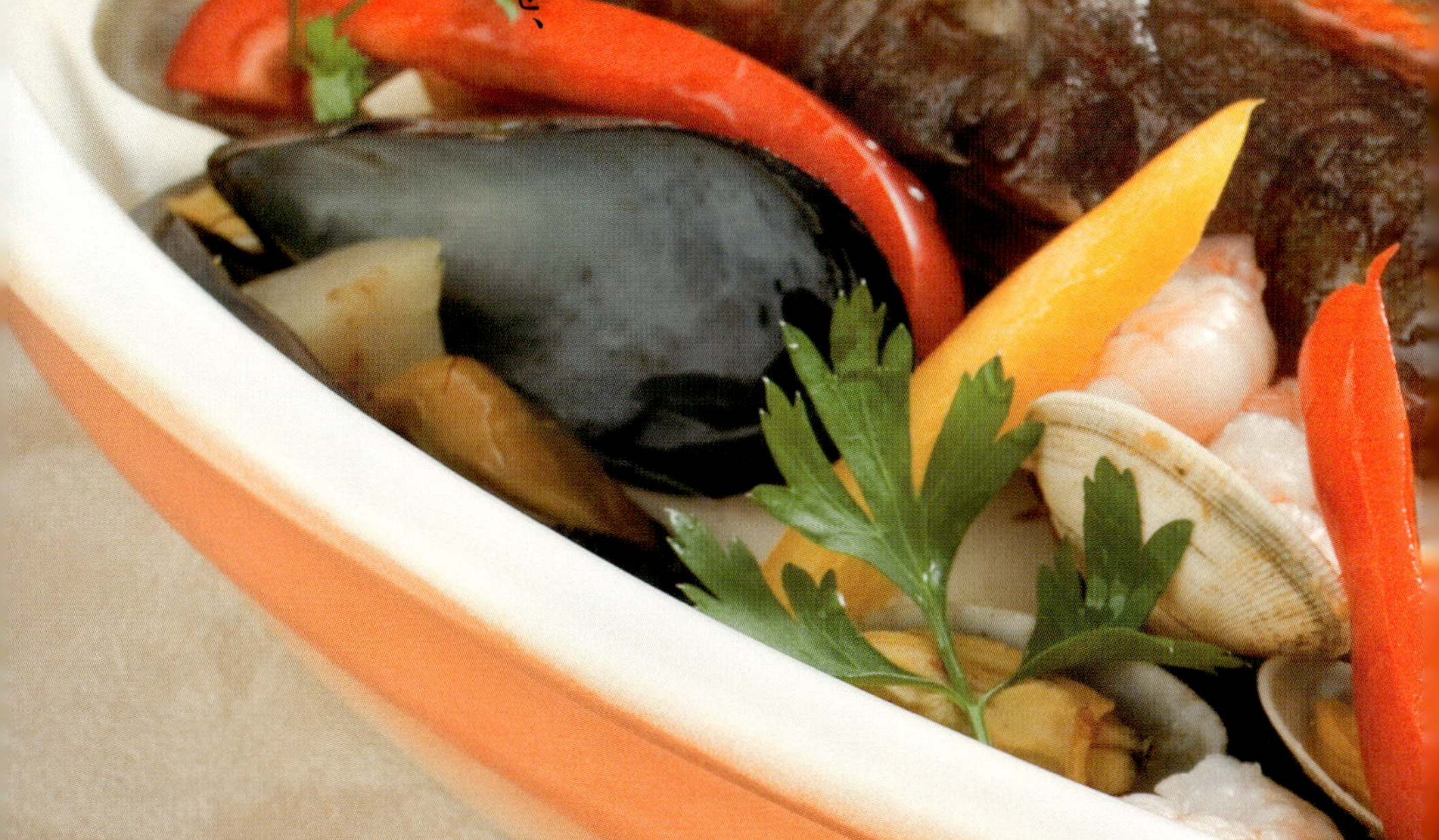

材料（5人分）

ホウボウ	2尾
甘エビ	400g
あさり	400g
パクチー	適宜
赤ピーマン	1個
黄ピーマン	1個
ムール貝	8個

調味料（5人分）

塩	10g
水	300g
アンチョビ	15g
コショウ	5g
白ワイン	50g
オリーブオイル	30g
ニンニク	2片

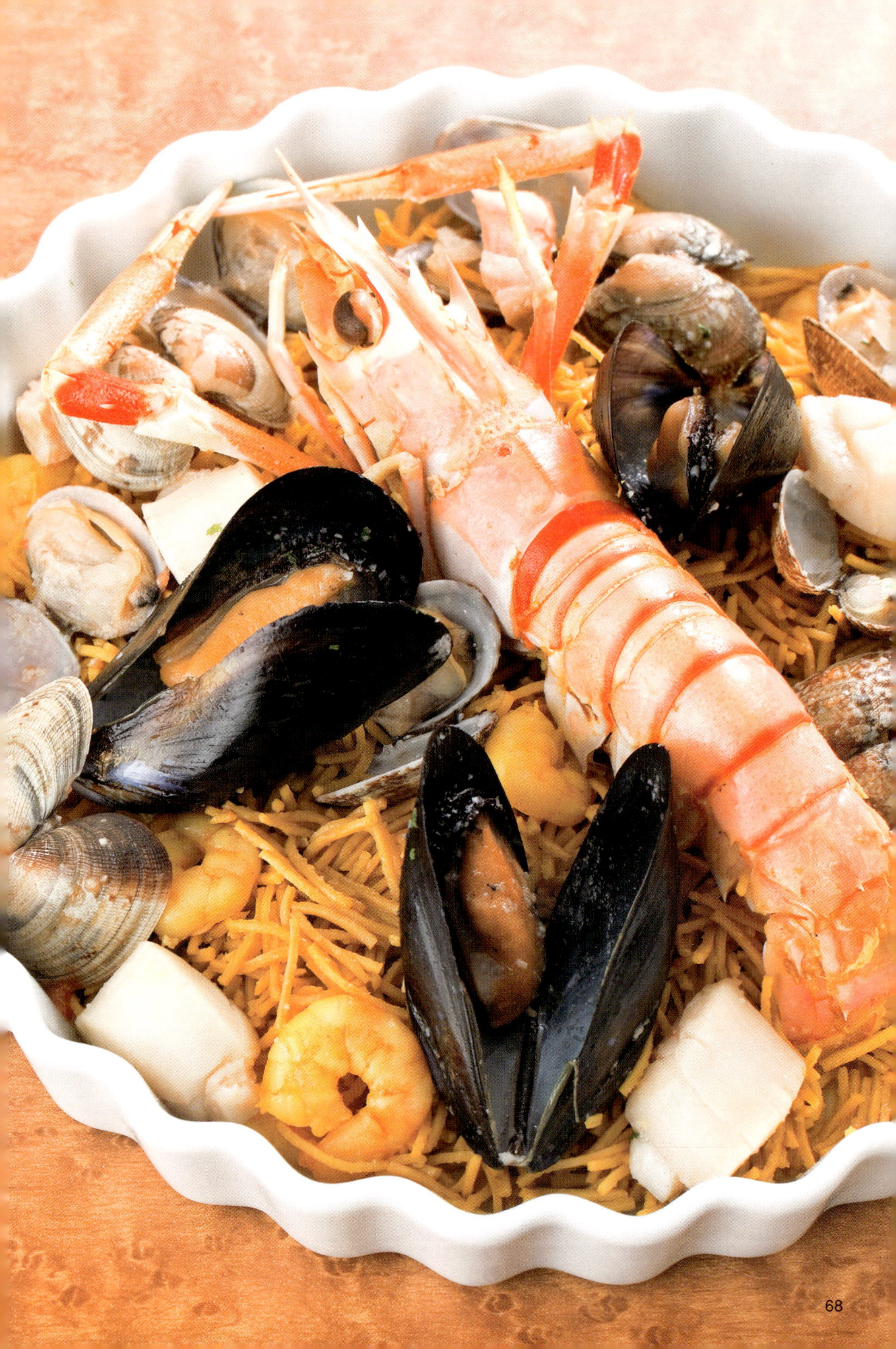

低糖質パスタのパエリア・フィディオワ

貝は砂だしをしたあと、こすり合わせて洗っておく。

材料（5人分）

大豆麺	300g
エビ	1尾
甘エビ	400g
ムール貝	8個
ほたて	300g
あさり	400g

調味料（5人分）

塩	10g
オリーブ油	45g
ニンニク	2片
コショウ	5g
サフラン	2g
パセリ	2g
コンソメスープ（香味野菜を加えていない自家製）	100g

※コンソメスープの作り方は、P22を参照

1. 大豆麺を4～5 cmに切る。
2. 鍋にオリーブ油でにんにくを炒めたあと、材料の魚介類を入れて炒める。
3. 鍋にスープと水、大豆麺を入れ、15分煮込む。
4. 水分が半分ほどになったらサフラン、パプリカ、パセリを混ぜ合わせて煮込み、塩、コショウで味を調整する。

過食と運動不足

Ⅱ型糖尿病の成因として、まず挙げられるのが「過食と運動不足、その結果としての肥満」です。そこで治療は、「運動とカロリー制限で肥満解消」となります。

私はトライアスロンの選手でした。練習量も並ではありません。食べる量も多かったのですが、肥満にはほど遠いスリムな身体でした。にもかかわらず、糖尿病になってしまいました。

尊敬するK医師は昨年5月、自身が糖尿病であることを公表されました。先生は昭和7年生まれにして現役のトライアスリートです。運動量は豊富で小食です。肥満よりむしろヤセの体型です。

昭和41年生まれの女性Aさんは小学校の先生です。BMIが21・8にもかかわらず糖尿病です。

Ⅱ型糖尿病の成因と治療について、考えを改める時が来ていると考えますが、如何でしょう。

【第４章】

糖質制限・糖質ゼロのレシピ

卵・乳製品料理

卵・乳製品類も安心して食べられる食材が
多いジャンルです。
ただし、牛乳は乳糖という
糖分を多く含むのでＮＧです。

ウナギ白焼きのだし巻き卵（染めおろし添え）

1. ウナギ白焼きは5分間蒸して温め、醤油5gをハケで塗り、味付けしておく。

2. 卵を割りほぐし、だし汁、塩、醤油5gを加え卵焼きのベースを作り、1・5cmに切ったみつばを混ぜる。

3. 卵焼き専用鍋で、ウナギを芯にして卵だしを数回に分けて流し込み、巻き込んで卵焼きにする（ウナギが2枚なので2個の卵焼きを作る）。

4. 巻き終えたら食べやすい大きさに切り分け、器に盛付ける。

5. 大根おろしは醤油30gで味付けし、巻いた卵に添えて完成させる。

材料（5人分）

ウナギ白焼き（2尾分）	200g
鶏卵（10個）………	600g
みつば……………………	20g
大根おろし …………	150g

調味料（5人分）

糖質無添加の醤油……	40g
焼酎……………………	180g
かつおだし汁 ………	480g
塩………………………………	9g

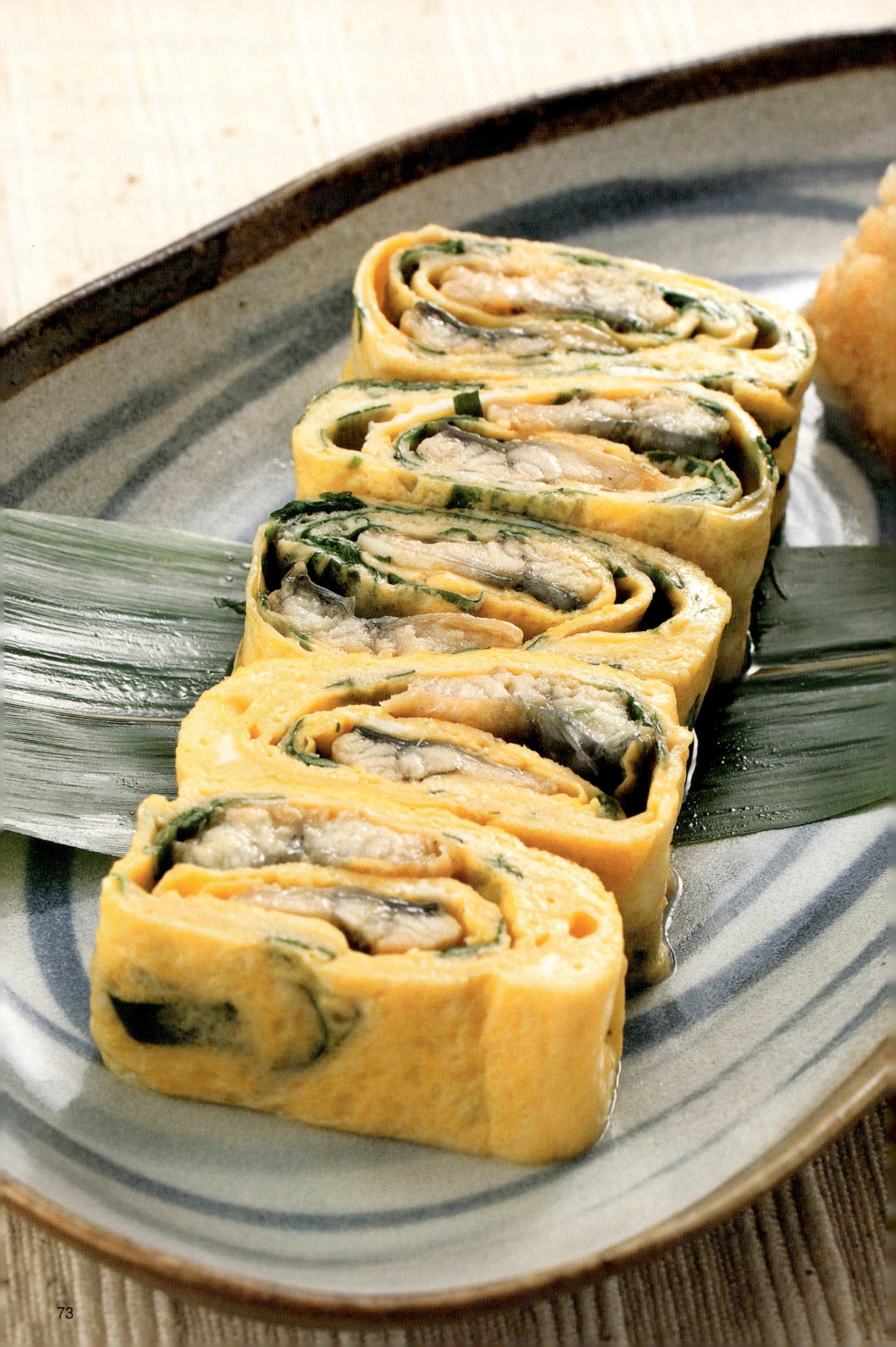

ローストサーモン、イクラ添え クリームバターソース

1．白ワイン200gを50gになるまで煮詰め、生クリーム、バター、塩1g、コショウ1gを加えてソースを作る。

2．サーモンは塩4g、コショウ1gで味付けし、200℃のオーブンで10分間ローストする。

3．小松菜は食べやすい長さに切り、塩茹でしておく。

4．焼いたサーモンと小松菜を皿盛りして、イクラを飾り、周りに温めたソースをまわしかけ完成させる。

調味料（5人分）

白ワイン（ドライ）…　200g
塩……………………………5g
生クリーム　…………　100g
バター　……………………50g
コショウ　………………2g

材料（5人分）

サーモン切り身
（一切れ80g）……　400g
塩イクラ　……………50g
小松菜………………　200g

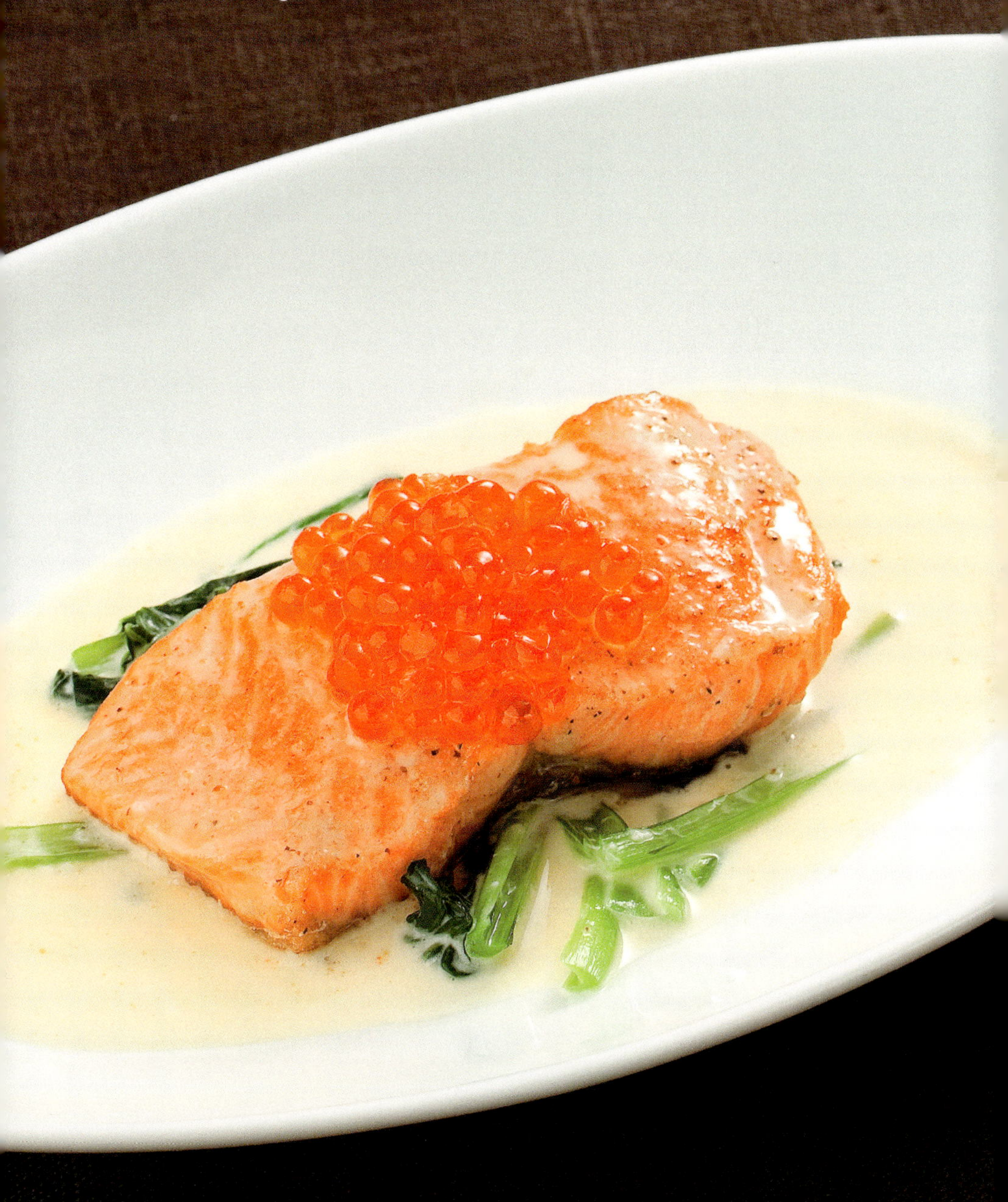

軍鶏 胸肉のムース湯葉包み、豆乳のクリームソース

1. 軍鶏 胸肉はフードカッターですり身にする。
2. すり身を2等分にして、半量を白ワインでいり煮して、ザルにあげて水分を除いておく。
3. 冷ましたあとに、残しておいた生のすり身、塩4g、コショウ2g、卵白、生クリーム20gとよく混ぜ合わせる。
4. 混ぜ合わせた物は5等分にしておく。
5. 湯葉で5等分にした物を包み込み、形を整えてから90℃で10分間蒸す。
6. 豆乳80g、生クリーム20g、塩2g、コショウ1gを混ぜ合わせソースを作っておく。
7. 器の中央に蒸した湯葉包みを盛り、温めたソースをまわしかける。
8. ラディッシュをスライスして、上に飾り付け完成させる。

材料（5人分）

軍鶏 胸肉	400g
豆乳	80g
ラディッシュ	20g
生の平湯葉	5枚
生クリーム	40g
卵白	1個分

調味料（5人分）

塩	6g
白ワイン（ドライ）	20g
コショウ	3g

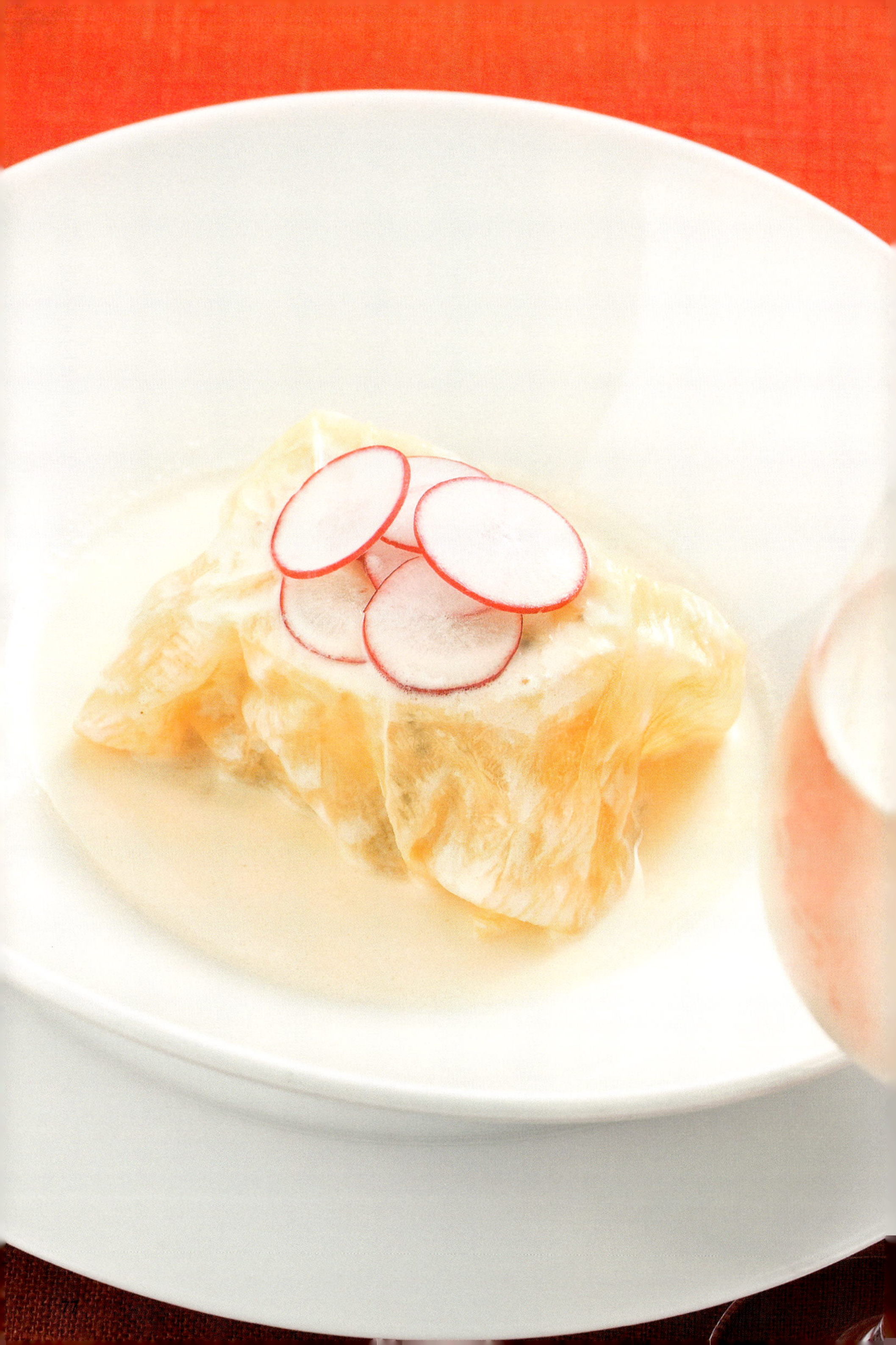

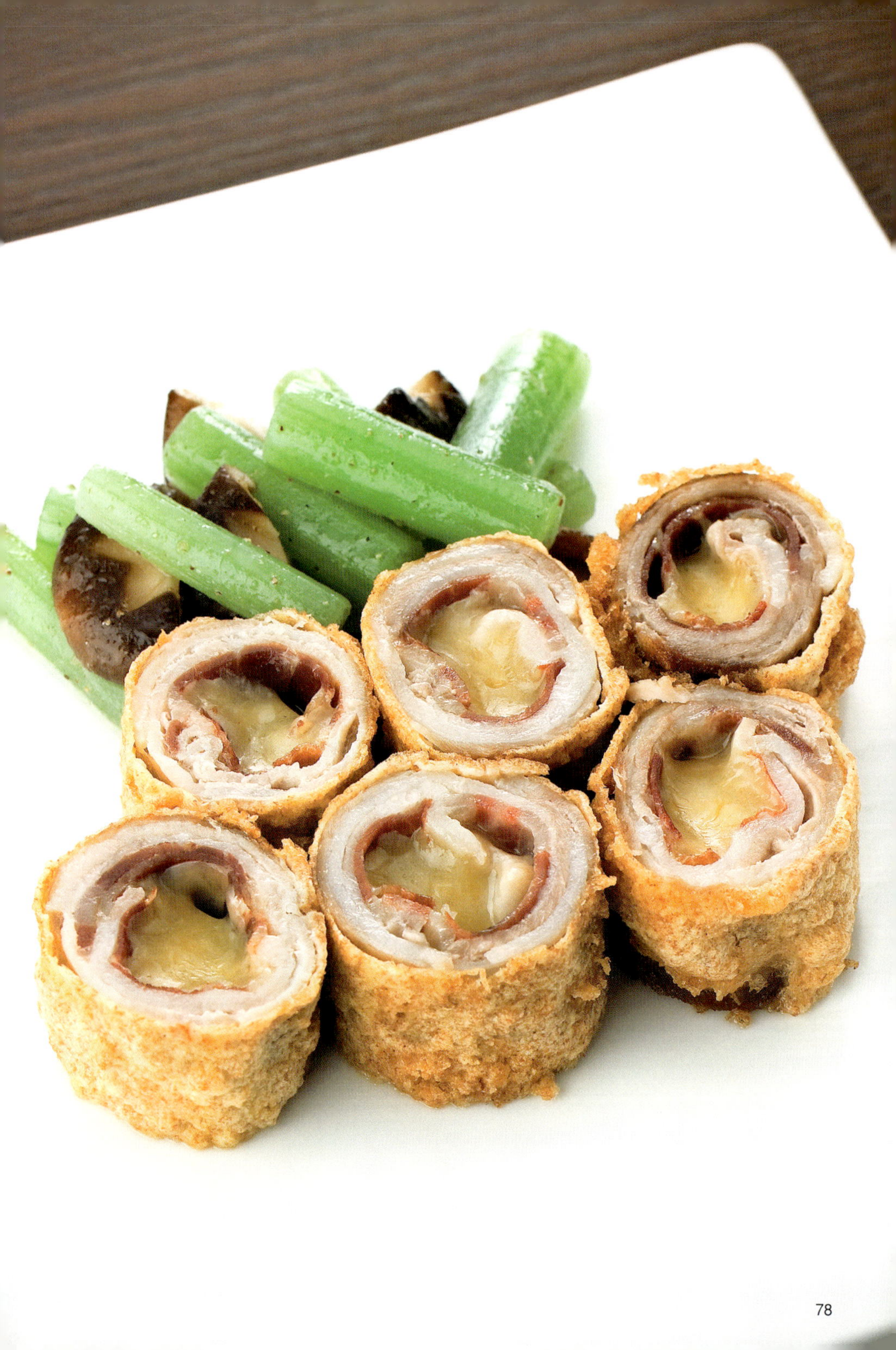

生ハムとチーズ入りふすま粉のカツレツ、カレー風味

材料（5人分）

豚バラ肉スライス	300g
生ハムスライス	50g
ボイルふき	250g
ピザ用チーズ	100g
生椎茸	150g

調味料（5人分）

塩	3g
ふすま粉	50g
鶏卵	1個
コショウ	1g
カレー粉	5g

1. 豚バラを並べ
生ハムとチーズを芯にして巻き棒状にする。

2. ふすま粉、カレー粉、卵を混ぜ合わせて衣を作り、
巻いた肉に付けて揚げる。

3. ふきと椎茸は食べやすい大きさに切り、
フライパンでソテーして塩、コショウで味付けする。

4. 揚げたカツは食べやすい大きさに切って皿に盛り、
ソテーした野菜を添えて完成させる。

アンダルシアの香り（イベリコハム、アンチョビオリーブ、マンチェゴチーズ）

1. 生ハムをスライスして皿に盛り付ける。
2. 生ハムの側にチーズを角切りして盛り、オリーブオイルをかける。
3. アンチョビ入りオリーブを飾り、完成させる。

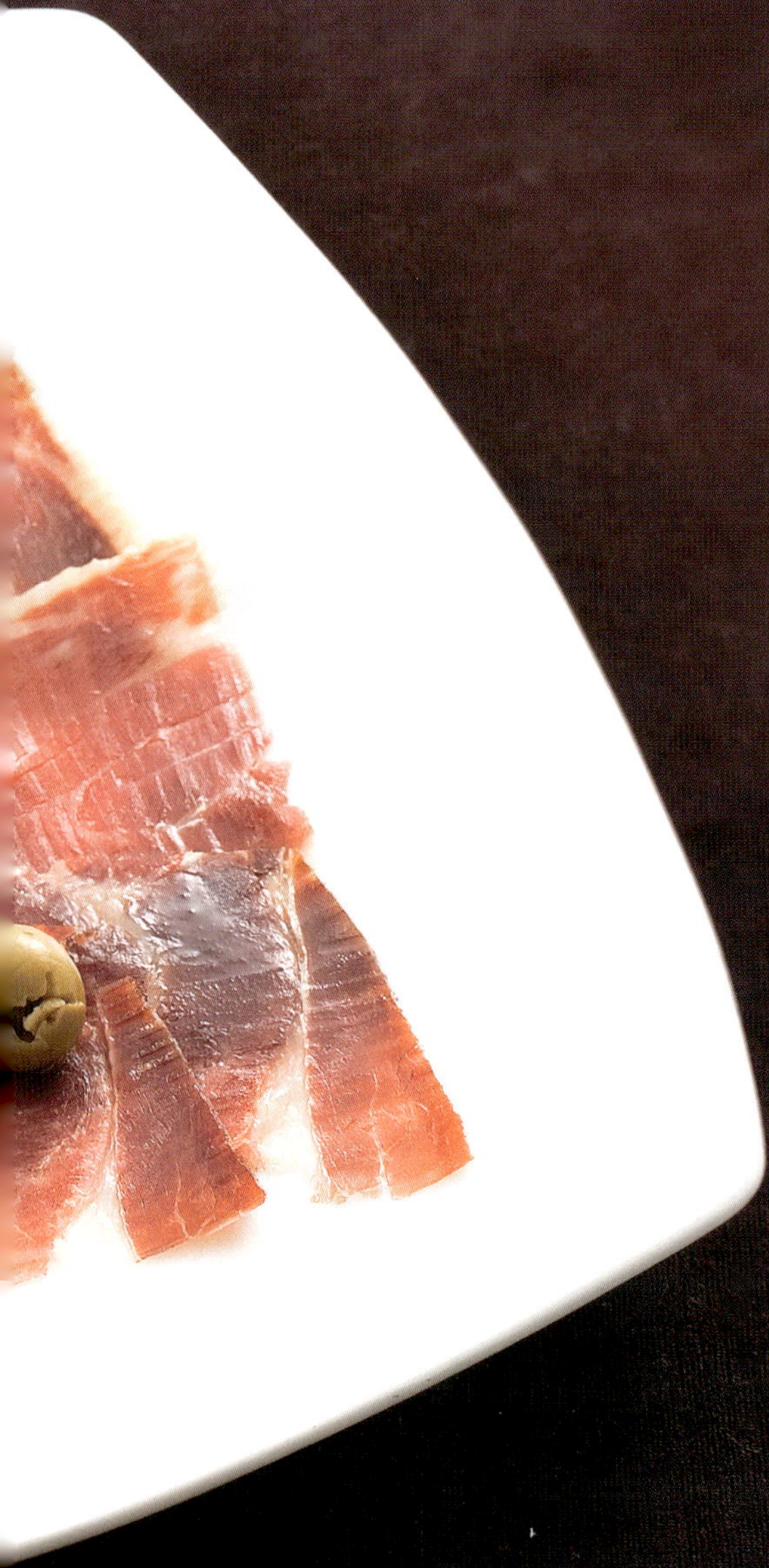

調味料（5人分）

オリーブオイル　………　10g

材料（5人分）

スペイン産の生ハム…　250g
マンチェゴ（ハードタイプのスペイン産チーズ）…　100g
アンチョビ入りオリーブ…　75g

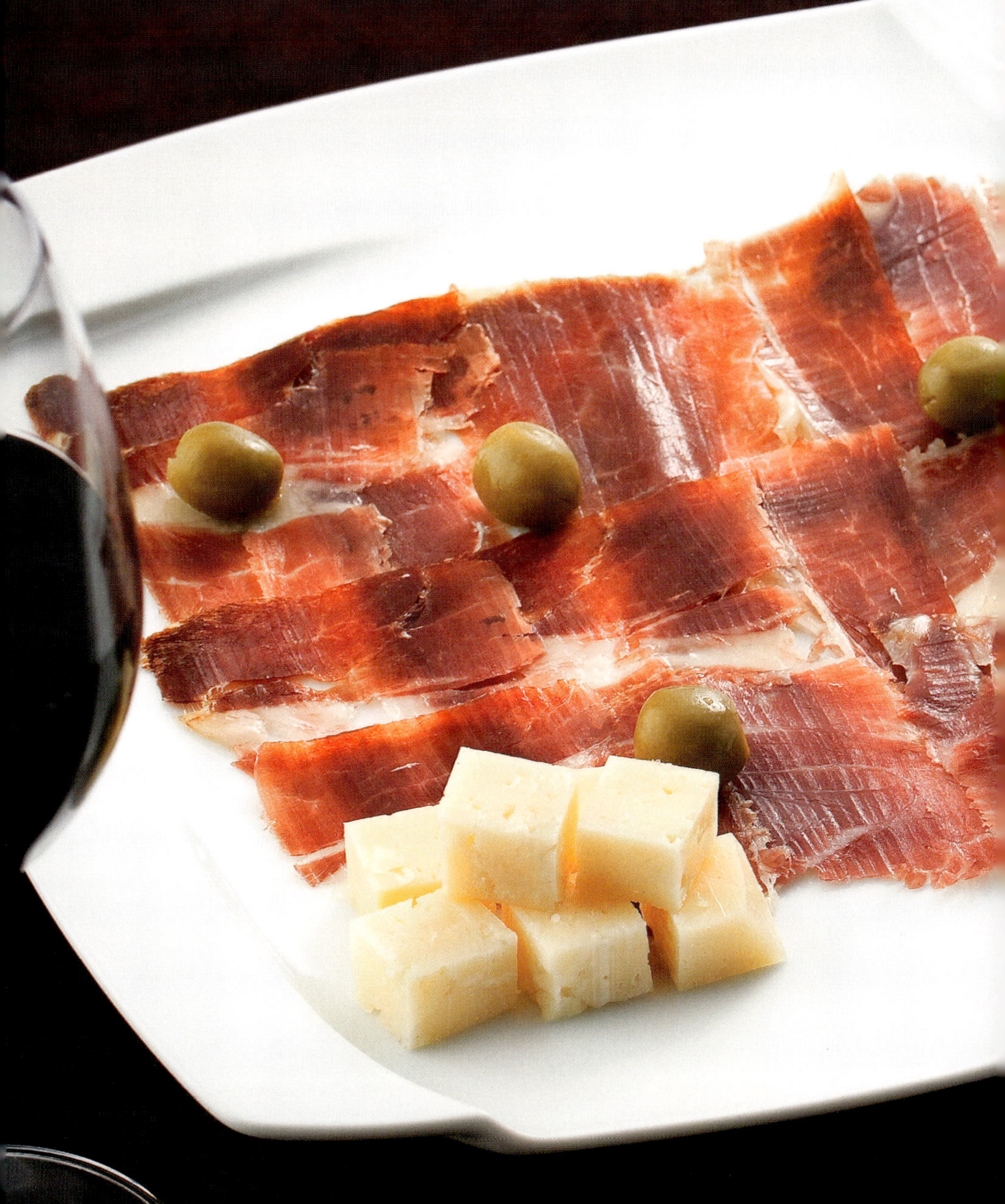

脳のエネルギー源・ケトン体とは？

ケトン体は、肝臓で脂肪酸が酸化されてできる二つの有機酸、三―ヒドロキシ酪酸とアセト酢酸の総称です。血液内では、三―ヒドロキシ酪酸が圧倒的に多数を占めます。

脳、心筋、骨格筋など、ミトコンドリアを持った細胞なら、ケトン体をエネルギー源として利用できます。細胞に取り込まれたケトン体は、アセチル―ＣｏＡに代謝されたあと、クエン酸回路で酸化され、最終的にエネルギー単位であるアデノシン三リン酸が産生されます。すなわち、ケトン体は、ほぼすべての細胞のエネルギー源です。

内臓脂肪や皮下脂肪として蓄えられた脂肪のエネルギー量は莫大です。それゆえ、脂肪に由来するケトン体が不足することはありません。

野生の動物は飢餓（食間の空腹）が常態です。

元は野生のヒトも飢餓への備えは万全のはずです。

【第５章】

糖質制限・糖質ゼロのレシピ

野菜料理

野菜類は大きく分けて
葉野菜がＯＫで根菜類はＮＧです。
それでも、にんにくなど調味料として
使うのであれば、大丈夫な食材も多くあります。

山菜のふすま粉を使った精進揚げ、オリーブ塩添え

1. ふすま粉は天ぷらの要領で溶き卵と混ぜて衣にする。

2. 各山菜類は食べやすい大きさに切り、衣を付けて揚げる。

3. オリーブの葉をミキサーで粉砕して塩とともに混ぜ合わせ、オリーブ塩を作る。

4. 揚げた野菜を器に盛り付け、すだちとオリーブ塩を別添えして完成させる。

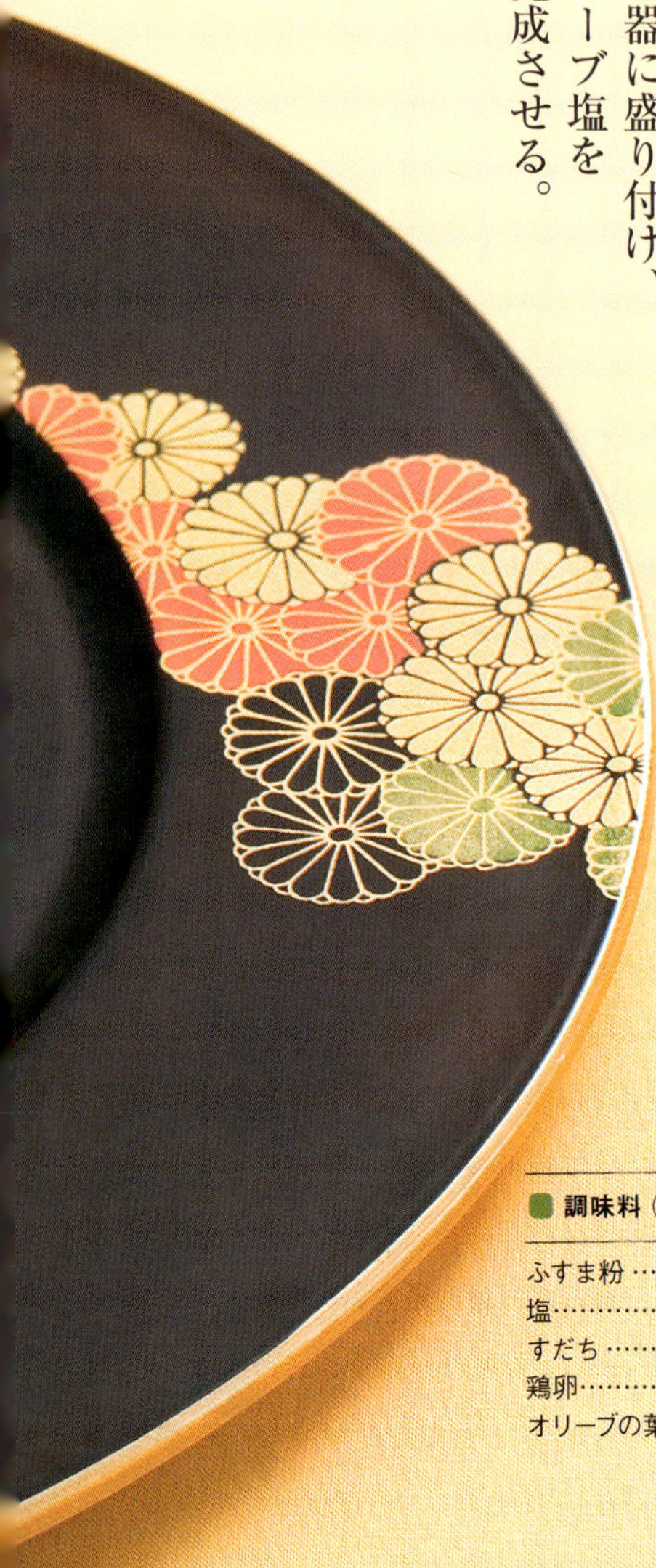

材料（5人分）

ボイル新筍	100g
ふきのとう	75g
新ショウガ	25g
たらの芽	100g
葉わさび	25g
山うど	100g

調味料（5人分）

ふすま粉	100g
塩	5g
すだち	50g
鶏卵	50g
オリーブの葉	20g

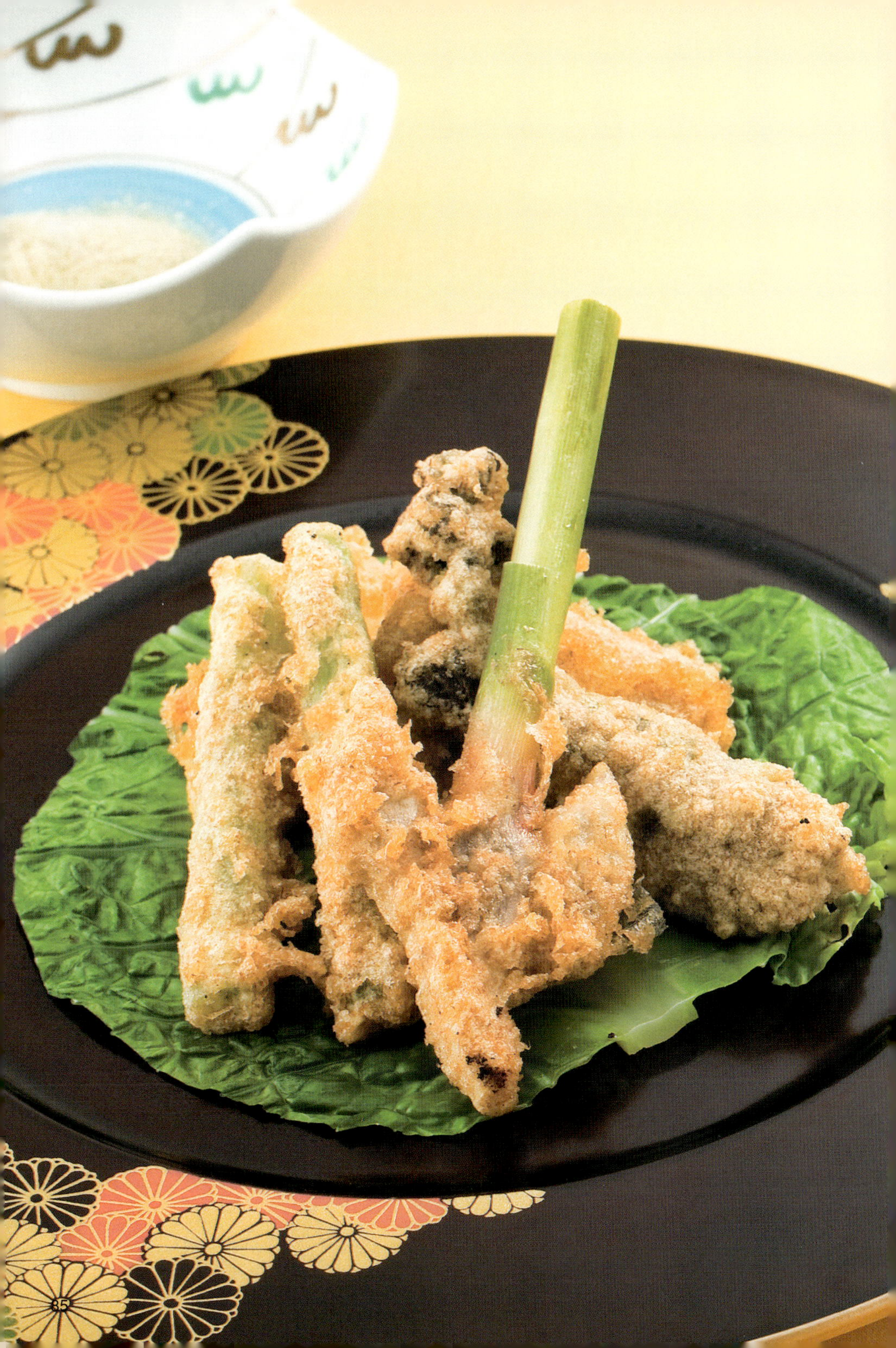

豆乳のロワイヤル（干し椎茸と牛タン入り）

牛クズ肉（５００ｇ）と牛スジ（５００ｇ）は水でさらし血抜きしたあとに、水（２kg）でゆっくりと煮て、できあがりのスープ量１kgを目安に作っておく。

1. 牛タンはボイルしたあとに角切りし、スープ１５０ｇにワインを加え、やわらかく煮込む。
2. 干し椎茸はボイルしてやわらかくもどし、角切りしたあとに牛タンを煮たスープに漬けておく。
3. 味付けした牛タンと椎茸はスープから取り出し、具材として器に盛り付けておく。
4. 豆乳、スープ１５０ｇ、卵、塩3g、コショウ０・５ｇを混ぜ合わせ、具材を入れた器に流し込み、茶碗蒸しと同様に80℃で10分間蒸し上げる。
5. 蒸したところに、スープ１５０ｇを塩2g、コショウ０・５ｇで味付けして上に静かに流し込み完成させる。

材料（5人分）

豆乳	150g
干し椎茸	3g
卵	2個
牛タン	150g

調味料（5人分）

塩	5g
赤ワイン（ドライ）	50g
牛スープ（香味野菜を加えていない自家製）	450g
コショウ	1g

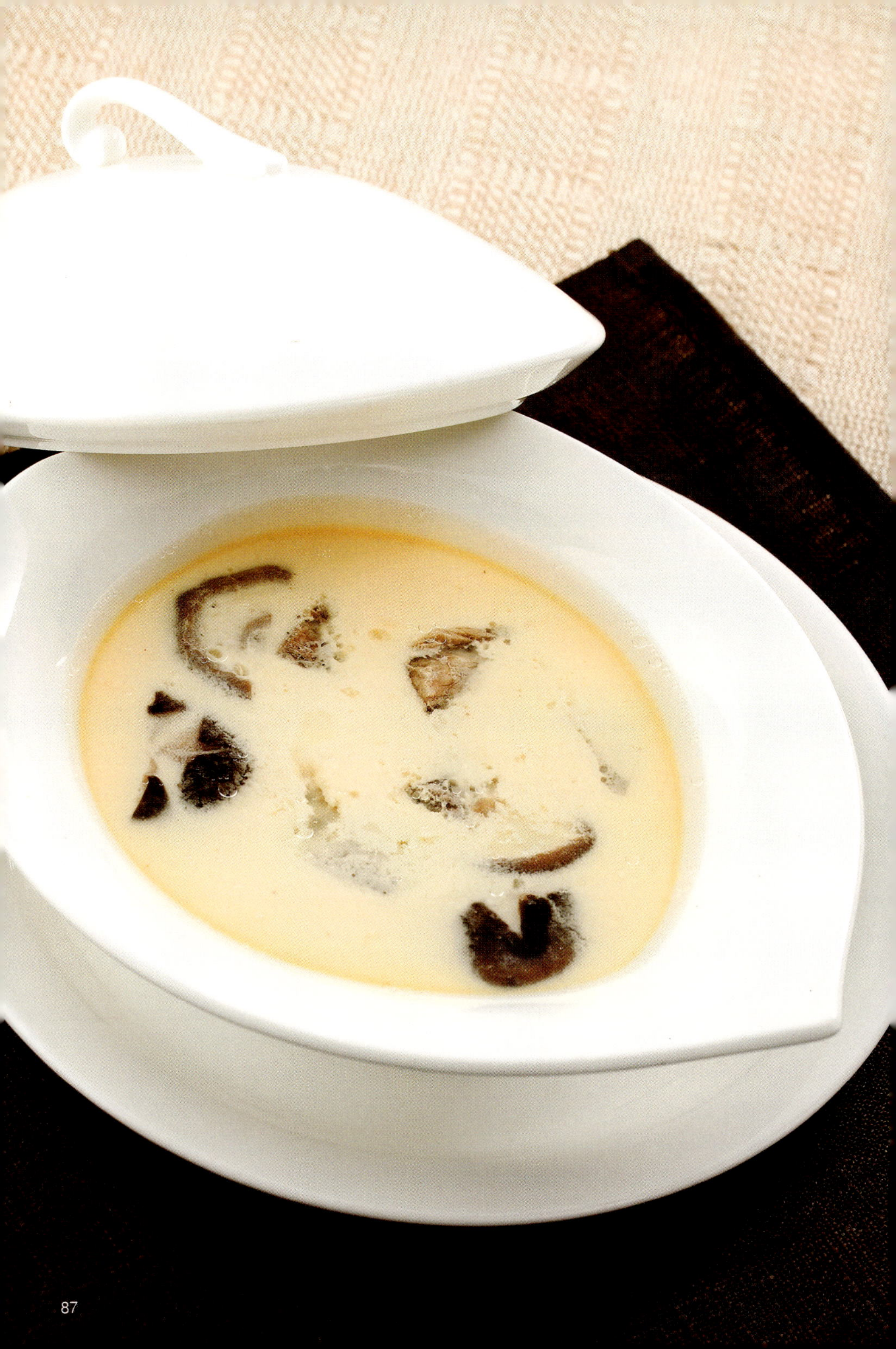

モズク麺の肉味噌かけ四川風

1. 胡麻油に豆板醤、ショウガ、ニンニクを入れ加熱し香りが出るまで炒める。
2. 香りが出たら挽き肉を加え火が通るまで炒め、焼酎と醤油で味付けする。
3. 味を確認したあとに、きざみネギも加え肉味噌を作っておく。
4. お湯にサラダオイルを入れモズクを茹で、ザルで水気をきる。
5. 温めたモズクを皿に盛り、肉味噌をおおいかぶせるように掛け、ラー油と花椒粉をふりかける。
6. キュウリを千切りにして飾り付け完成させる。

＊花椒粉（中国産サンショの実を粉にした物）

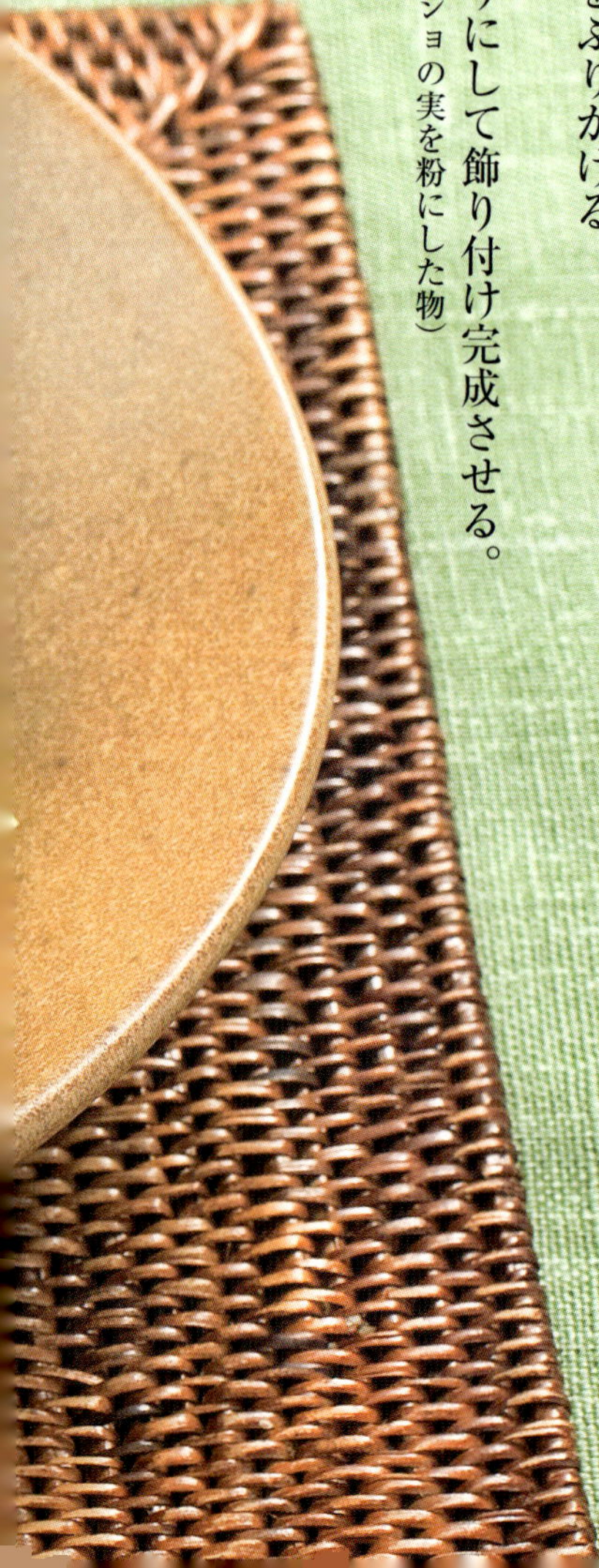

調味料（5人分）

豆板醤	10g
焼酎	30g
ラー油	10g
サラダオイル	10g
胡麻油	20g
糖質無添加の醤油	50g
花椒粉	5g

材料（5人分）

生モズク（太）	500g
きざみショウガ	50g
キュウリ	100g
鶏挽き肉	300g
きざみネギ	20g
おろしニンニク	5g

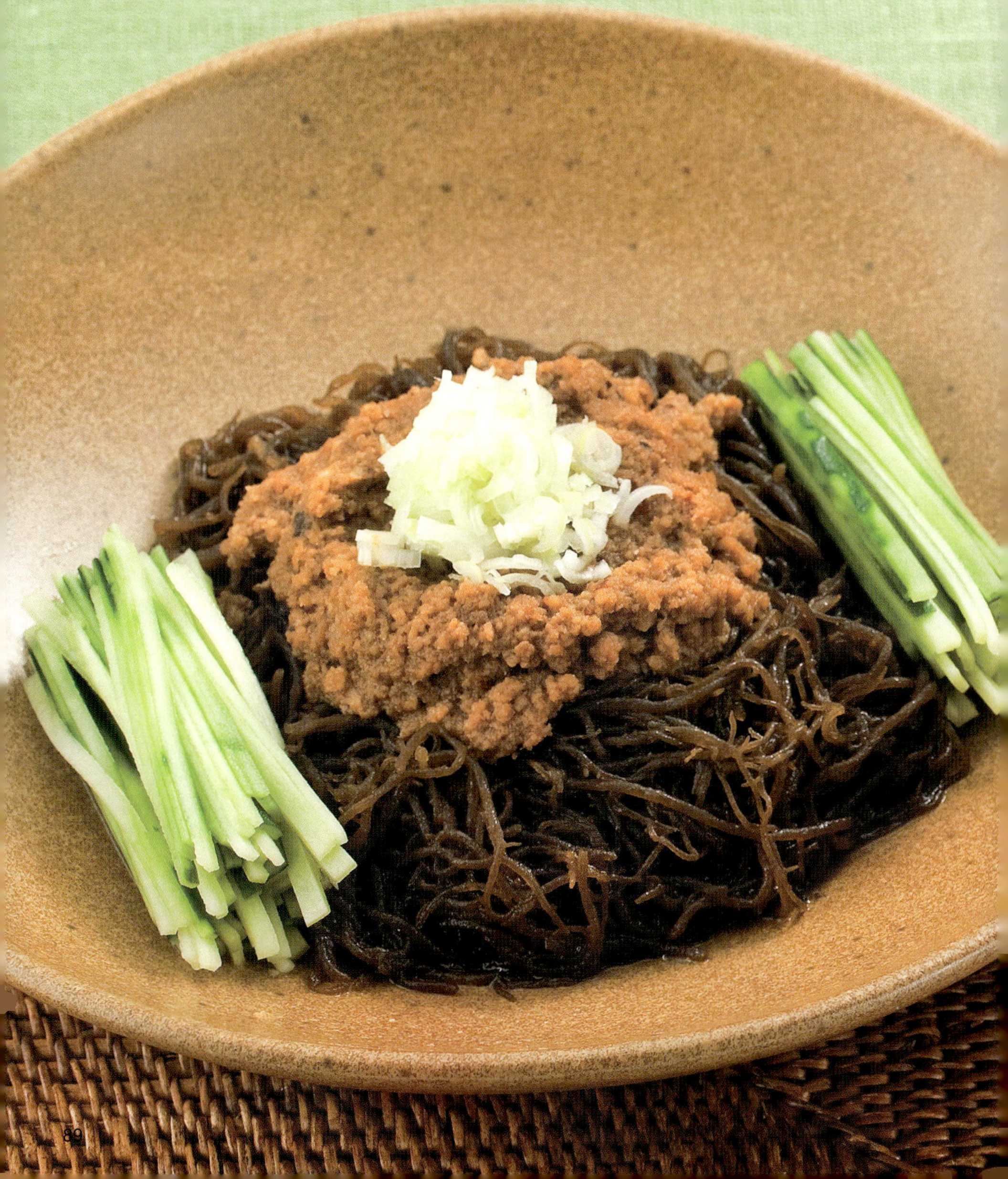

こんにゃく麺の低糖ビビン麺

材料（5人分）

こんにゃく麺	300g
キュウリ	1本
りんご	1/2個
ゆでたまご	2個
糖質ゼロのハム	2枚

調味料（5人分）

コチュジャン	60g
酢醤油	60g
そぼろ肉	30g
コカコーラゼロ	30g
胡麻油	15g
細唐辛子	15g
糖質ゼロの甘味料	4g
ニンニク	1片
たまねぎ	1/3個

1. こんにゃく麺は洗ってザルにあげておく。
2. キュウリ、りんごを千切りにして、調味料の欄にあるもの（にんにく、たまねぎはみじん切り）をすべて混ぜ合わせたタレに加える。
3. こんにゃく麺を2と混ぜ合わせる。
4. スライスした、ゆでたまごとハムをトッピングとして麺の上にのせる

＊お好みですり胡麻をふりかける

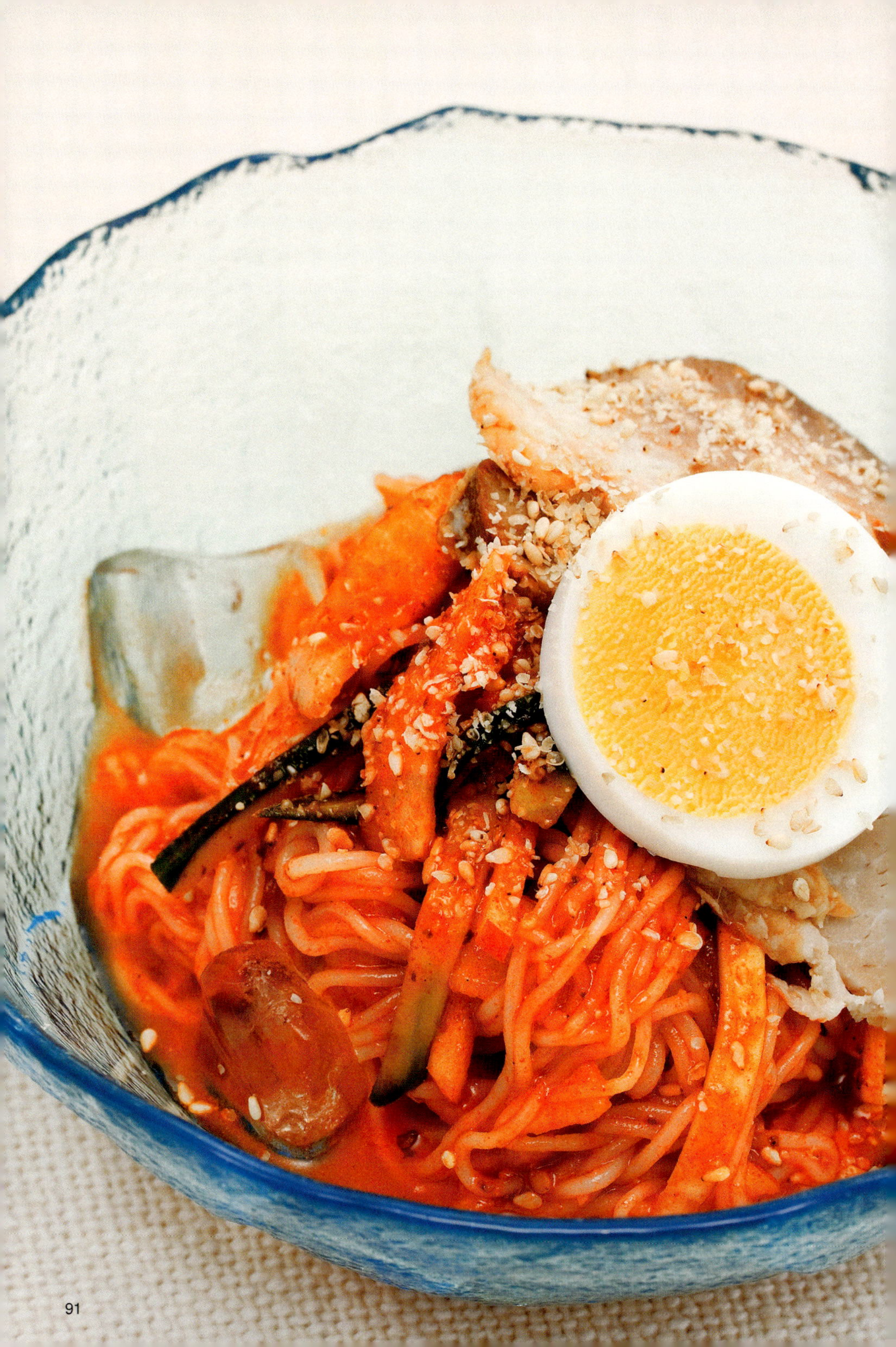

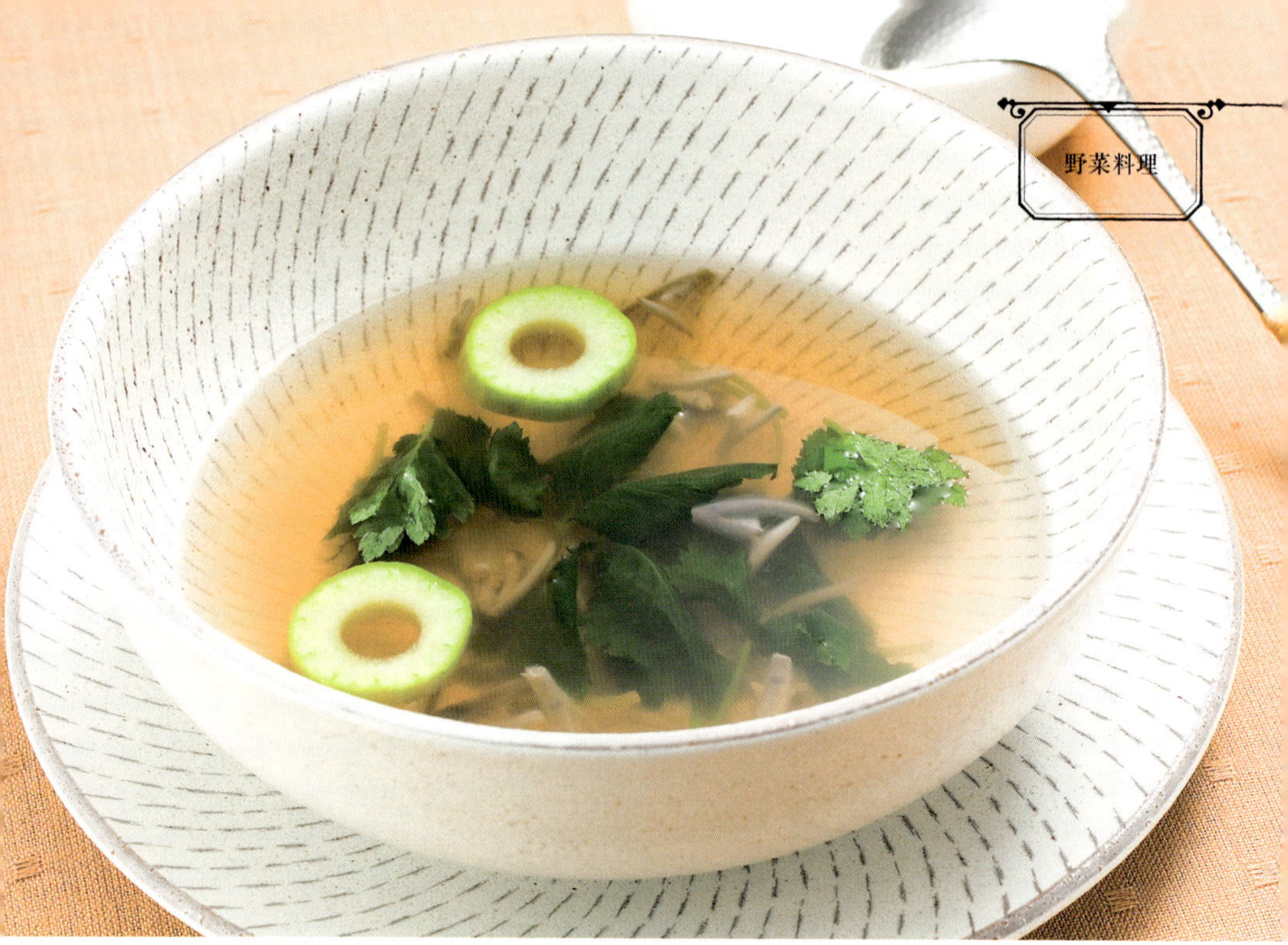

じゅんさいと姫みつばの清まし汁

1. じゅんさいはボイルし冷水で冷ましておく。
白うりは食べやすい厚さにスライスし
種の部分を取り除き、
じゅんさいと同様にボイルしておく。

2. だし汁とスープを混ぜ合わせて塩、醤油で味付けする。

3. 合わせただし汁に
じゅんさい、白うり、姫みつばを入れ一煮立ちさせる。

4. 器に盛り付け、
すだちの輪切りを薬味として付け合せ完成させる。
＊姫みつば（みつばの新芽でやわらかいのが特徴）

材料（5人分）

じゅんさい	150g
白うり	50g
姫みつば	30g
すだち	50g

調味料（5人分）

かつおだし汁	400g
糖質無添加の醤油	2g
塩	8g
チキンスープ（香味野菜を加えていない自家製）	400g

※チキンスープの作り方は、P38の1を参照

【第6章】

糖質制限・糖質ゼロのレシピ

スイーツ

「糖質制限・糖質ゼロ」を実践すると
市販のスイーツ類は一切食べられなくなります。
それでも甘味を求める方のために教える
厳選レシピです。

抹茶と豆乳のムース

1 豆乳、生クリーム150g、粉寒天を混ぜ合わせ湯煎にして加熱し、寒天を完全に煮溶かせる。

2 煮溶かしたら粗熱をとり、抹茶と甘味料30gを加えてケーキ型に流し込み、冷やし固める。

3 冷やし固めたあとに、型から抜いておく。

4 生クリーム100gと甘味料10gを混ぜ合わせ、ホイップクリームを作る。

5 型から抜いたムースの全体に、ホイップクリームを絞りミントを飾り完成させる。

＊糖質ゼロの甘味料はインターネットなどで販売されているものを使用
（甘味に関しては好みに応じて加減する）

材料（5人分）

豆乳	150g
抹茶	40g
生クリーム	250g
スペアミント（生）	5g

調味料（5人分）

糖質ゼロの甘味料	40g
粉寒天	3g

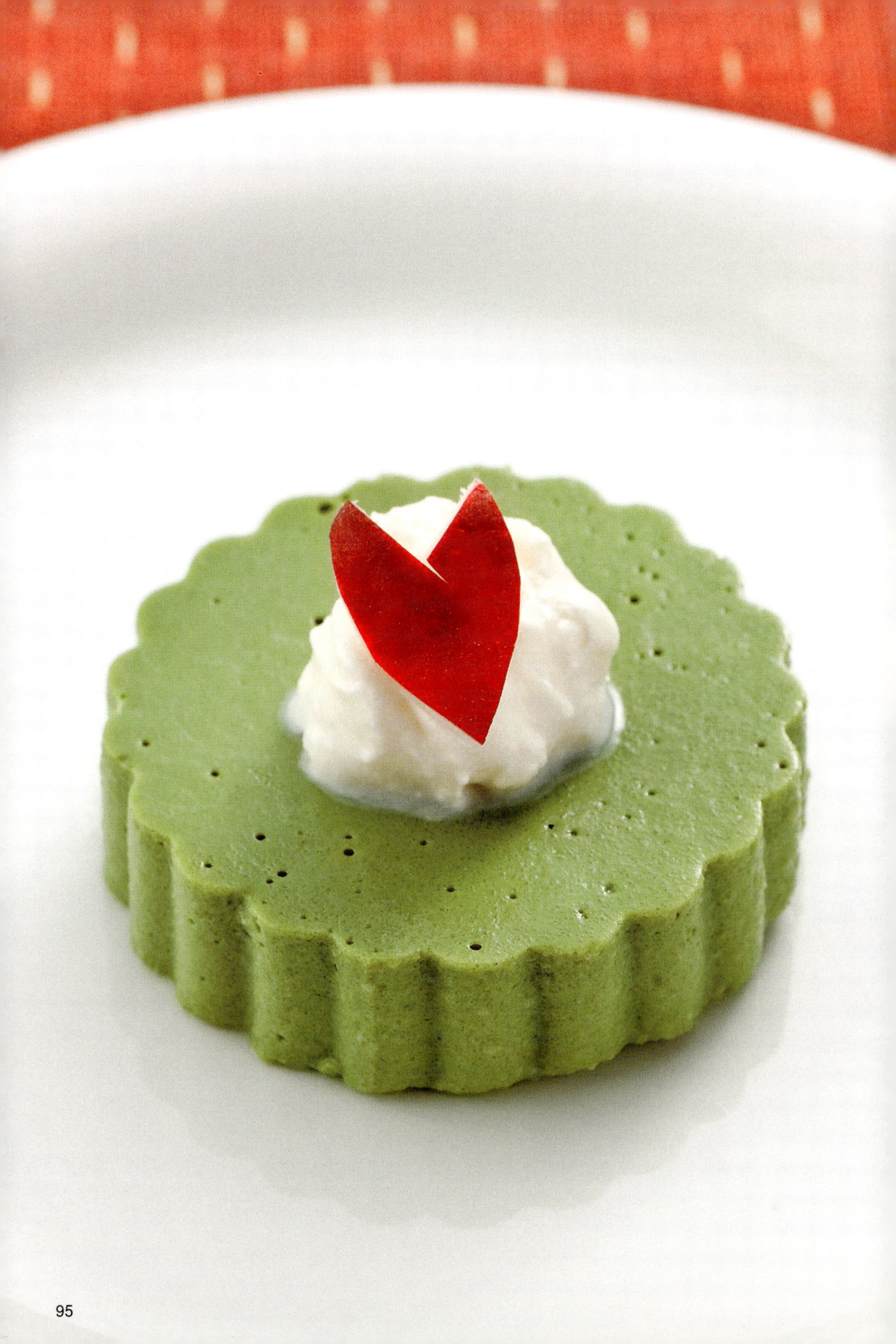

スイーツ

白胡麻の寒天プリン

1. 練り胡麻、生クリーム50g、水、寒天を鍋で混ぜ合わせ沸騰させる。
2. 沸かしたあとに裏ごしして、甘味料20gを加えて粗熱をとる。
3. 粗熱がとれたら1人分の器に流し込み冷やし固める。
4. 生クリーム30g、甘味料5gを混ぜ合わせ、硬めに泡立て、絞り袋に入れておく。
5. 固まったプリンの上にホイップクリームを絞り完成させる。

＊糖質ゼロの甘味料はインターネットなどで販売されているものを使用
（甘味に関しては好みに応じて加減する）

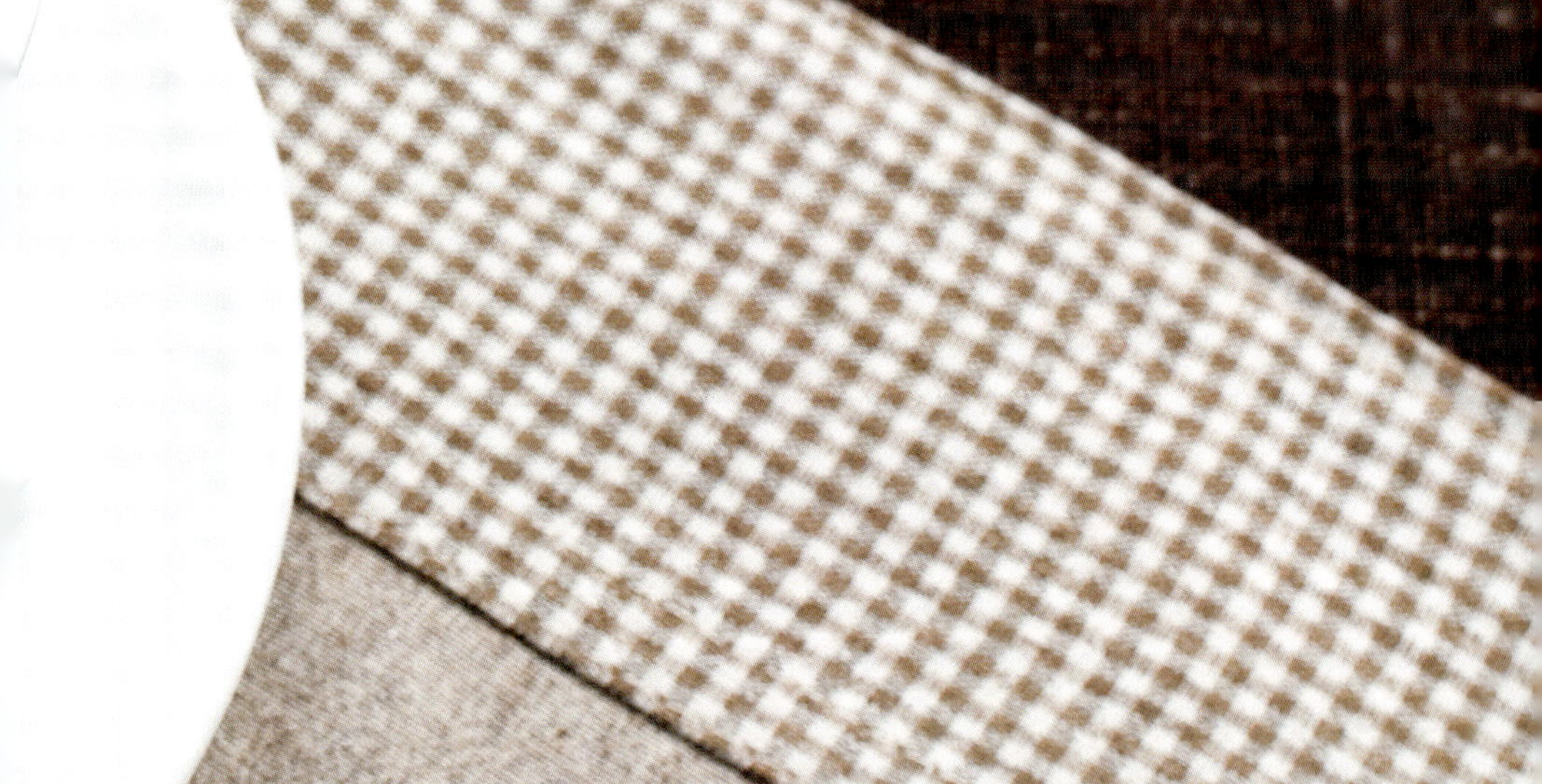

調味料（5人分）

調味料（5人分）
粉寒天……………………… 2g
糖質ゼロの甘味料…… 25g

材料（5人分）

練り胡麻（白）………… 50g
水………………………… 100g
生クリーム ……………… 80g

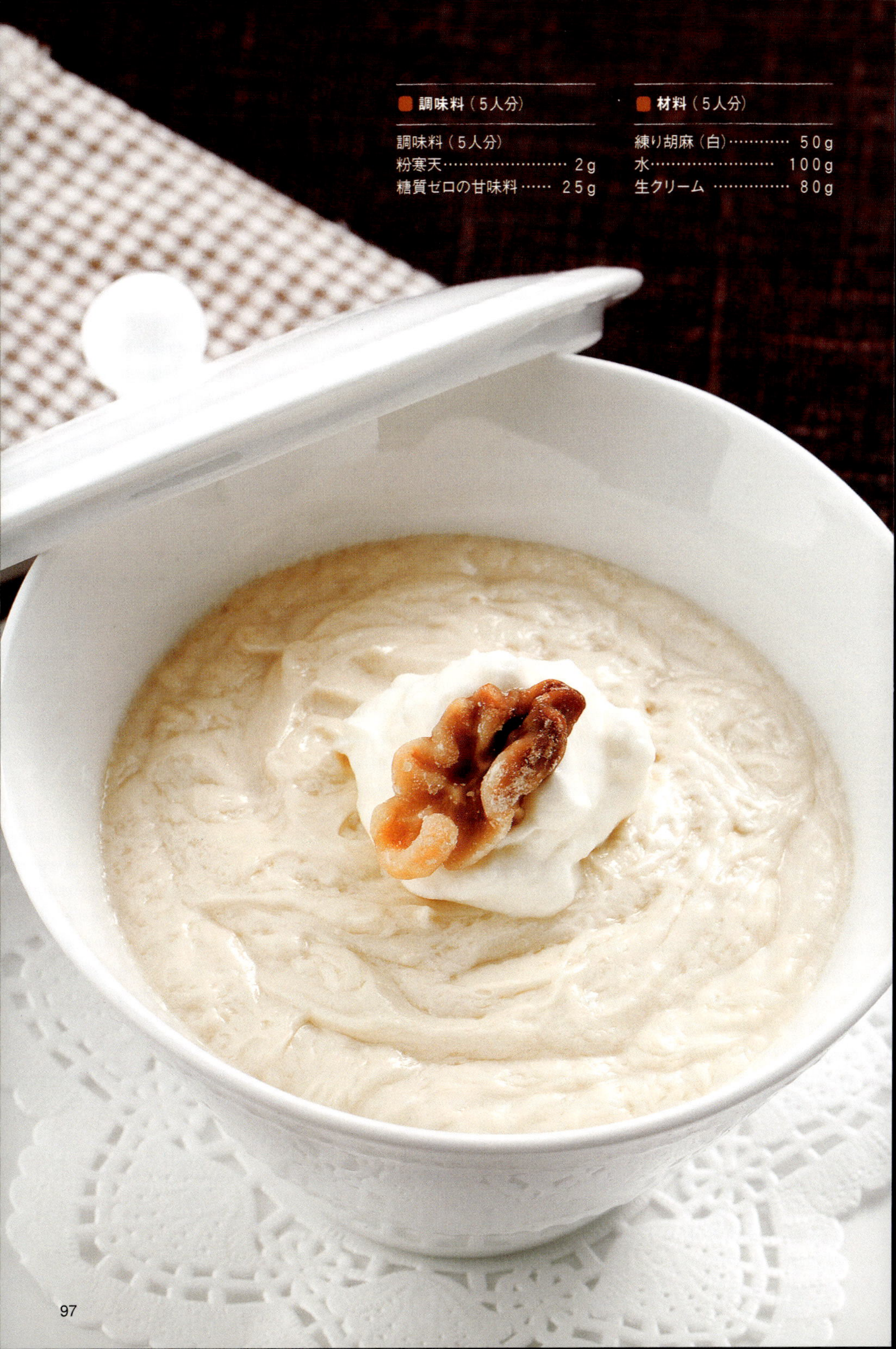

ブランデー風味のスフレ

材料（5人分）

鶏卵	300g
ブランデー	20g
大豆全粒粉	200g

調味料（5人分）

糖質ゼロの甘味料	50g
ベーキングパウダー	5g

1. 卵を割り、卵黄と白身に分ける。

2. 白身に甘味料を混ぜて固いメレンゲを作る。

3. 卵黄、大豆全粒粉、ベーキングパウダーを混ぜ合わせたあと、固く泡立てたメレンゲに混ぜ合わせ、ブランデーを加えて香り付けする。

4. 耐熱容器に流し込み200℃のオーブンで10分間焼き上げる。

5. 皿にレースペーパーを敷き、焼き上がったスフレをのせ完成させる。

＊糖質ゼロの甘味料はインターネットなどで販売されているものを使用
（甘味に関しては好みに応じて加減する）

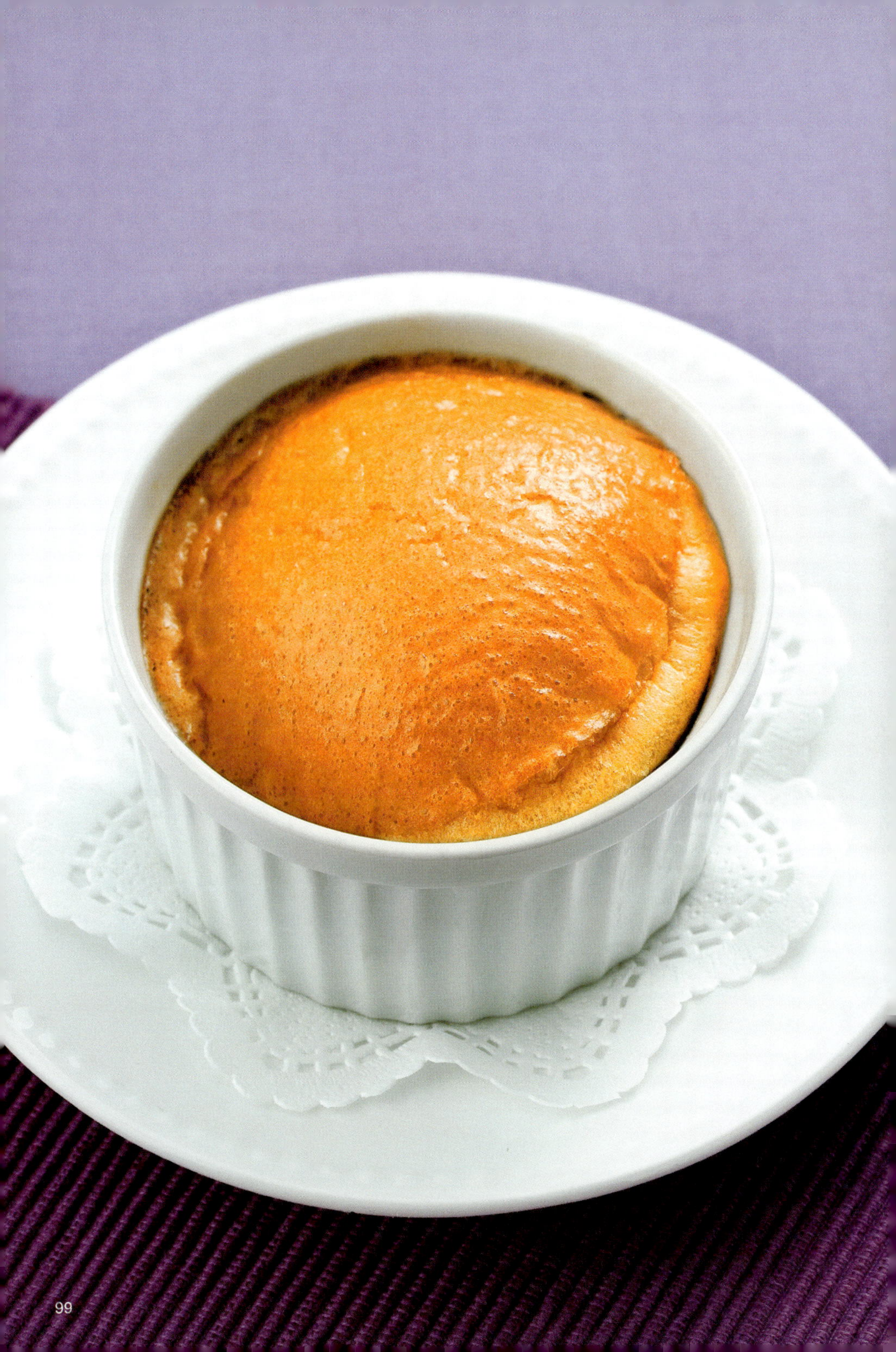

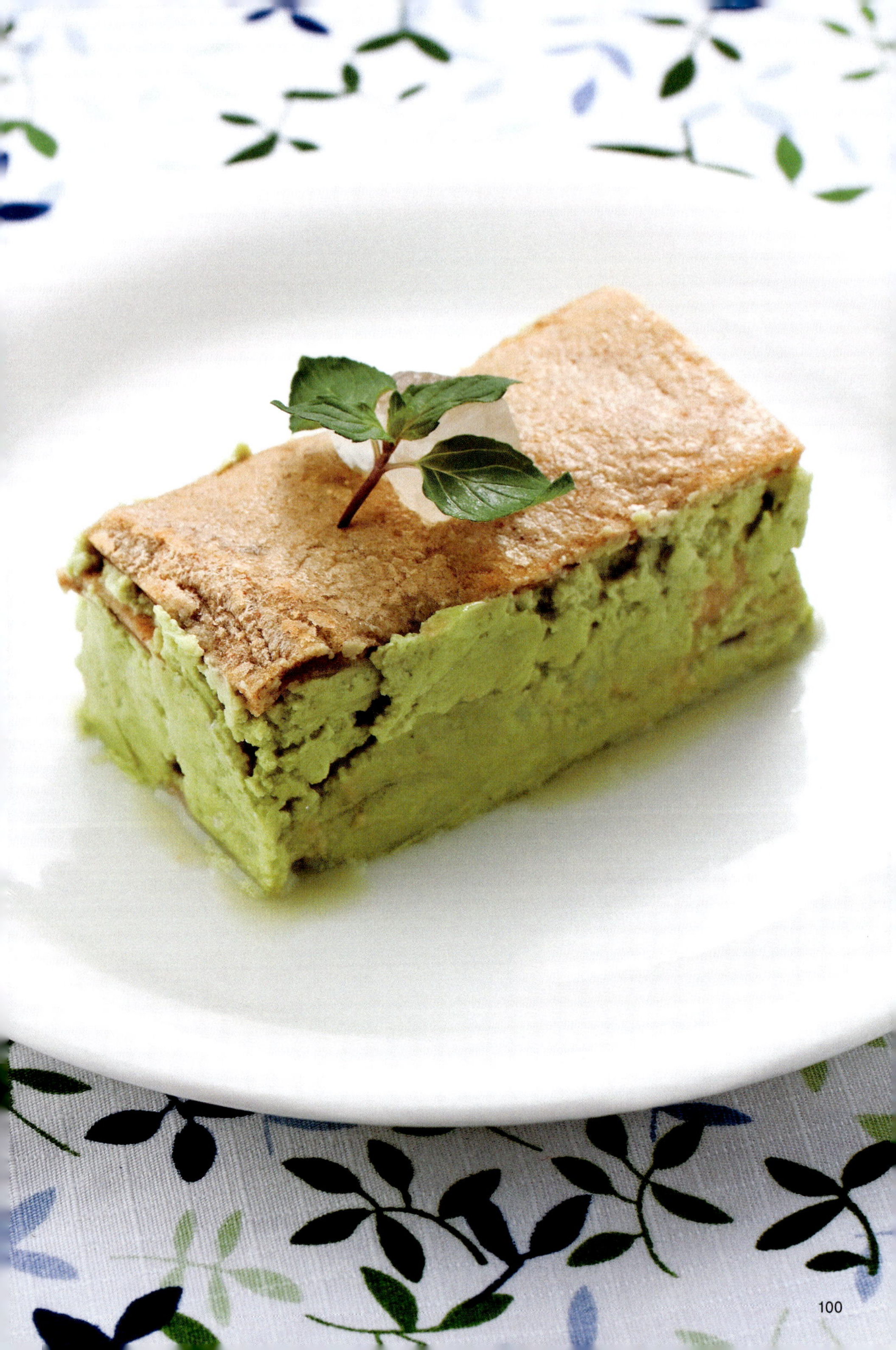

抹茶のミルフィーユ

1. 卵にふすま粉、大豆全粒粉、甘味料50g、溶かしバターを混ぜてケーキの生地状態にして２００℃のオーブンで10分間焼く。

2. 生クリーム、抹茶、甘味料20gを固く泡立てホイップクリームを作る。

3. スポンジを食べやすい大きさに均等に切り分けておく。

4. スポンジ生地、ホイップクリーム、スポンジ生地の順に塗り重ねて5層に仕上げ、重ねたあとに全体にクリームを塗る。

5. 上にミントの葉を飾り付け皿盛りし完成させる。

*糖質ゼロの甘味料は
インターネットなどで販売されているものを使用
（甘味に関しては好みに応じて加減する）

材料（５人分）

鶏卵	300g
大豆全粒粉	100g
生クリーム	100g
スペアミント（生）	5g
ふすま粉	100g
抹茶	10g
バター	50g

調味料（５人分）

糖質ゼロの甘味料	70g

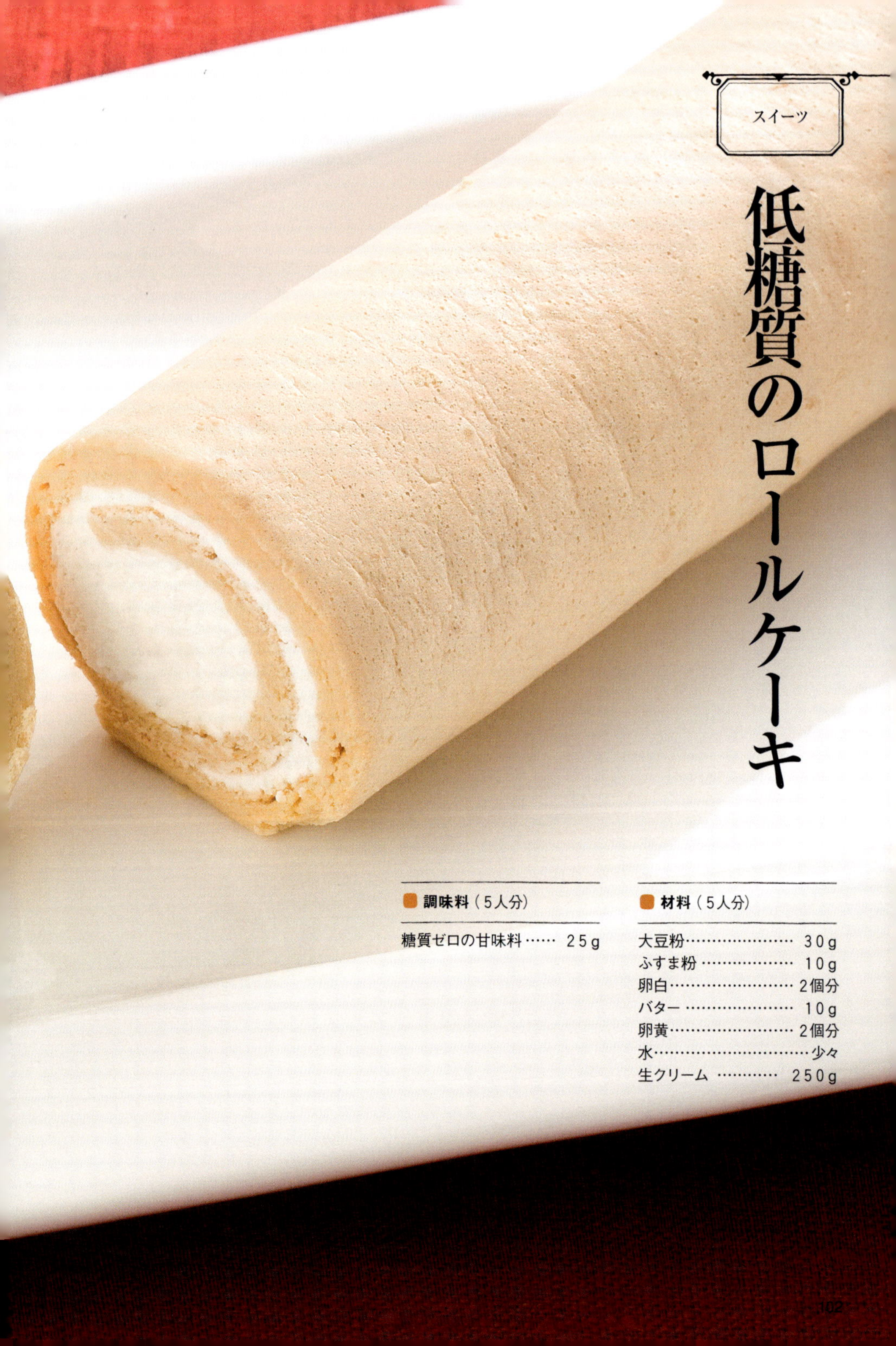

スイーツ

低糖質のロールケーキ

■ **調味料**（5人分）

糖質ゼロの甘味料……　25g

■ **材料**（5人分）

大豆粉	30g
ふすま粉	10g
卵白	2個分
バター	10g
卵黄	2個分
水	少々
生クリーム	250g

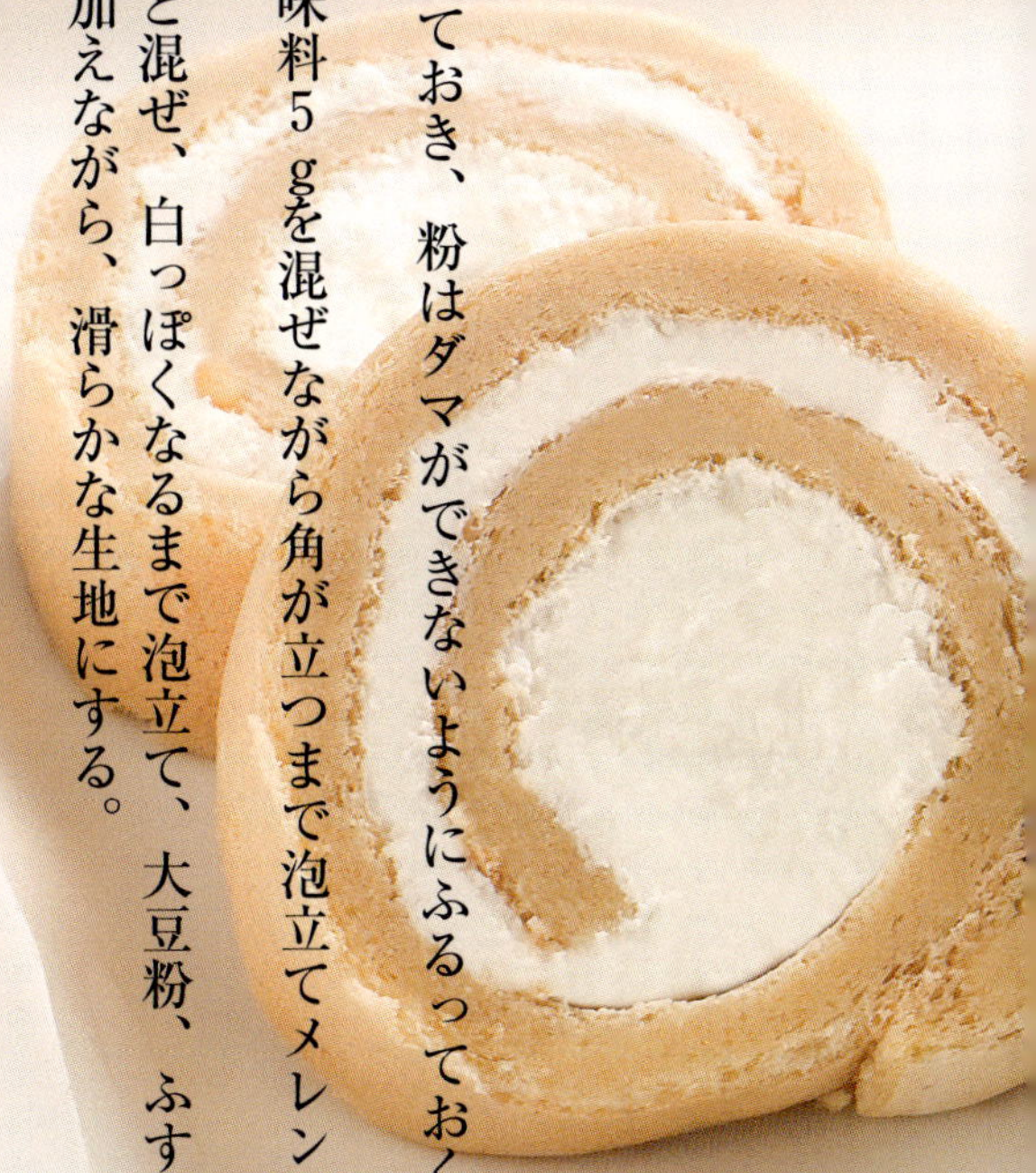

バターをレンジで溶かしておき、粉はダマができないようにふるっておく。

1. ボウルに卵白と甘味料5 gを混ぜながら角が立つまで泡立ててメレンゲを作る。
2. 卵黄を甘味料5 gと混ぜ、白っぽくなるまで泡立て、大豆粉、ふすま粉を混ぜ合わせる。このとき水を適宜加えながら、滑らかな生地にする。
3. 生地が落ち着いたところで、1で作ったメレンゲを混ぜる。
4. 溶かしておいたバターを混ぜ合わせ、天板にオーブンシートを敷き生地を流し入れ、オーブンで170度ぐらいで20分ほど焼く。
5. 生クリームと甘味料10 gを混ぜ合わせ、ホイップクリームを作る。
6. 冷めた生地にホイップクリームを塗りこみ、手前からしっかり巻き、ラップで包んで冷蔵庫に入れ、よくなじんだらできあがり。

＊糖質ゼロの甘味料はインターネットなどで販売されているものを使用（甘味に関しては好みに応じて加減する）

低糖質のムース

1. 粉寒天を水に入れた後、熱いコーヒーを入れ、粉寒天を溶かす。

2. 卵白を泡立て、甘味料10gを加えて角が立つまで泡立てる。

3. 別のボールに生クリームと甘味料10gを混ぜ合わせ、9分立てにする。そこに1を何回かに分けて入れながら混ぜ合わせたあと、2を入れ、泡をつぶさないように混ぜる。

4. 水でぬらしたグラスやカップに流し入れ、冷蔵庫で冷やし固める。

＊糖質ゼロの甘味料はインターネットなどで販売されているものを使用
（甘味に関しては好みに応じて加減する）

材料（5人分）

水	100g
卵白	2個分
コーヒー	300g
生クリーム	50g

調味料（5人分）

粉寒天	10g
甘味料	20g

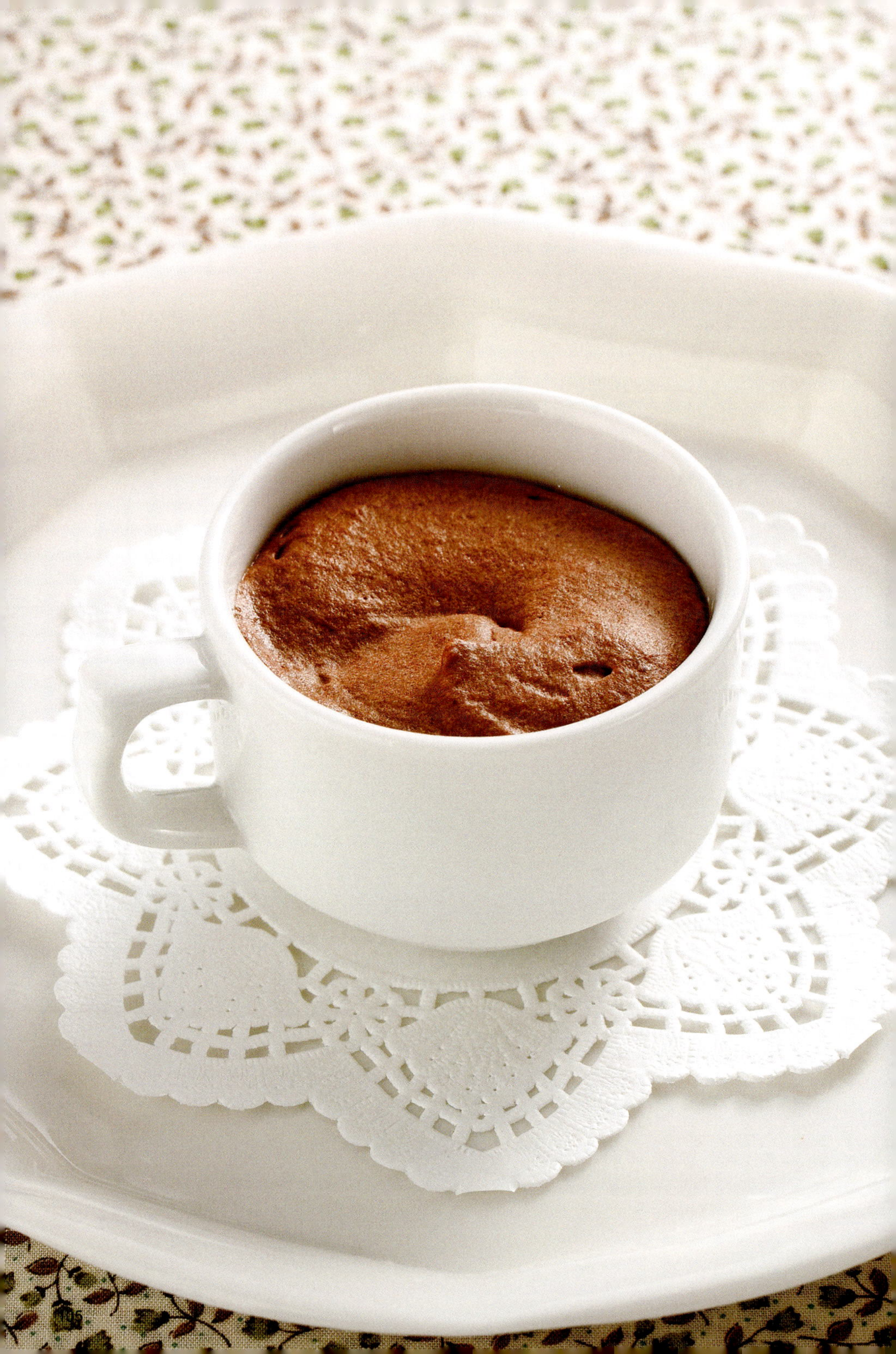

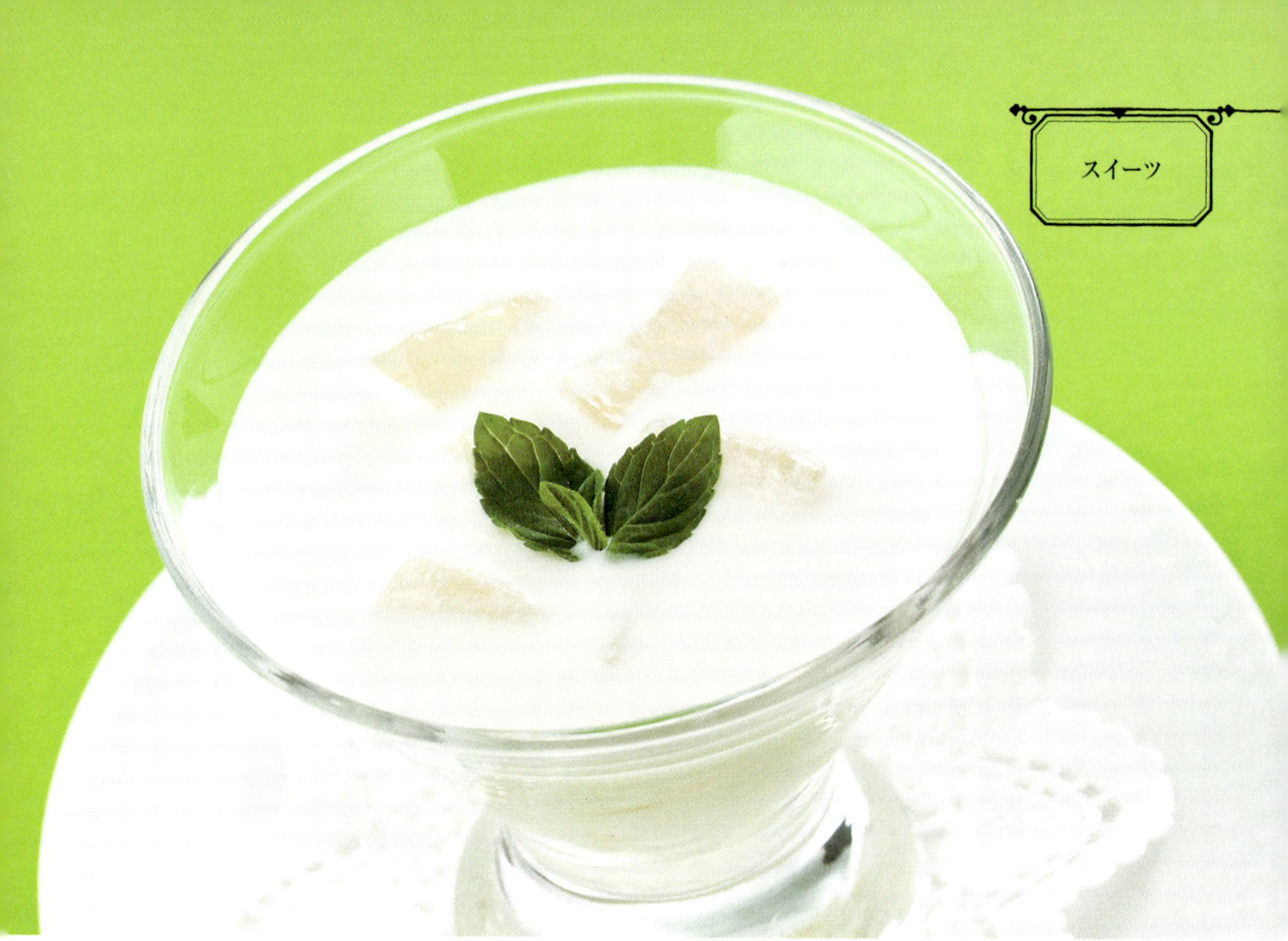

アロエ入り ココナッツミルク

1．ココナッツミルク、生クリームを混ぜ合わせ加熱する。

2．加熱したあとに、粗熱をとり甘味料を加えて冷蔵庫で冷やす。

3．アロエは1cm角に切り、冷やしたミルクに入れ器に盛り付け完成させる。

＊糖質ゼロの甘味料はインターネットなどで販売されているものを使用（甘味に関しては好みに応じて加減する）

材料（５人分）

ココナッツミルク	２００ｇ
アロエ	１５０ｇ
生クリーム	４０ｇ

調味料（５人分）

糖質ゼロの甘味料	２５ｇ

【第７章】

糖質制限・糖質ゼロの便利帖

「糖質制限・糖質ゼロ」の概念を
取り入れたお店や商品の紹介、
ＯＫな食材とＮＧな食材……など
実践者に役立つ情報を集めました。

「糖質制限・糖質ゼロ」メニューのあるお店

最近では「糖質制限・糖質ゼロ」のメニューやコースを提供してくれるお店も増えてきました。
そのなかでも、食べる人の健康を考えた料理づくりに励む、
おすすめの2店を紹介します。

プチレストラン ルッコラ

リーズナブルな値段で本格的なイタリアンが食べられると人気「プチレストラン ルッコラ」。そのオーナーシェフである本間さんは、自ら「糖質制限・糖質ゼロ食」を実践し、7kgの減量に成功したそうです。そこで得た実体験とともに低糖質のメニューを開発。今では低糖質コース料理（4000円）、低糖質ランチ（2000円）を提供しています。とくに低糖質ランチは、牛ヒレステーキ・青野菜と豆腐添え、地元特産のブーケレタスと色々ハーブのサラダ、糖質ゼロのスープ、大豆全粒パン、低糖質スイーツという値段もお腹にもうれしいコースとなっています。

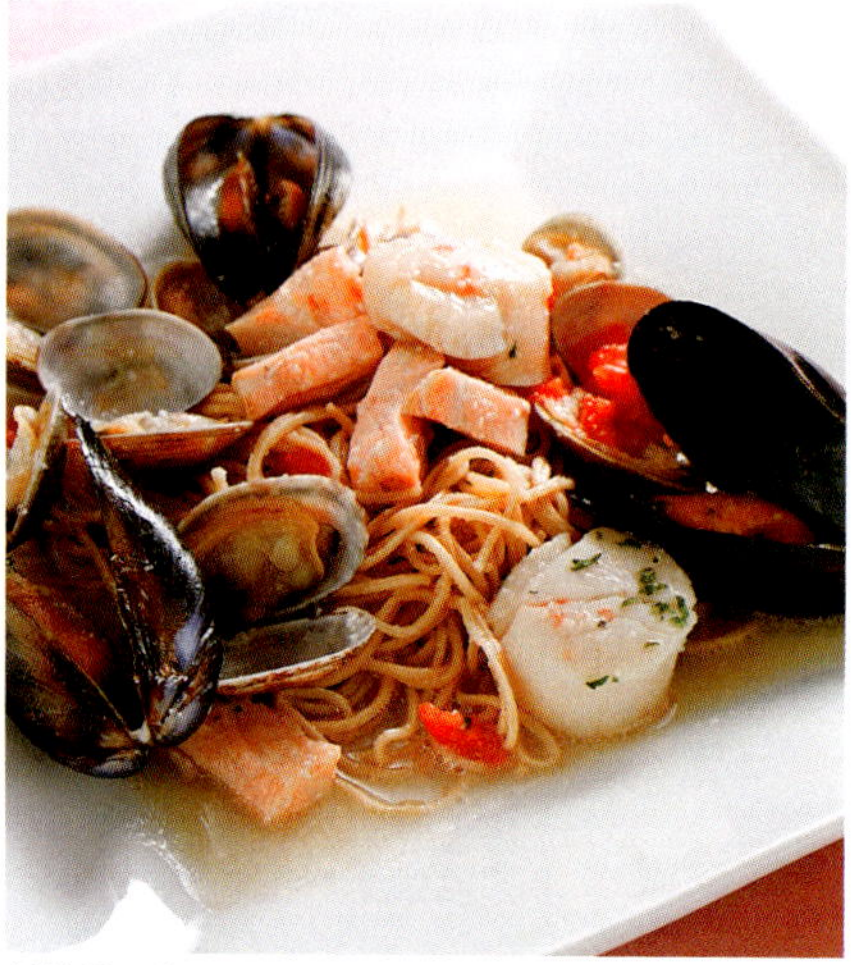

低糖質の単品メニュー、大豆麺のペスカトーレ。パスタの替わりに大豆麺を使用。普通のパスタと変わらないのに、満腹感は圧倒的に感じられる料理。

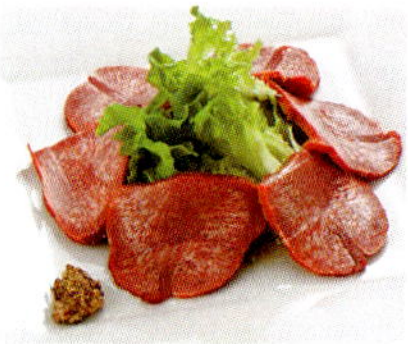

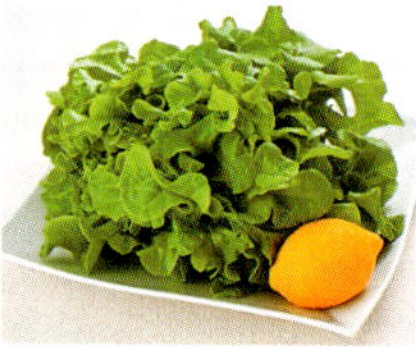

地元で作られた安心できる食材を使用しているのも「ルッコラ」の特徴。左は、「タンネンバウム西野」の牛タンスモーク。右は普通のレタスにくらべて5倍のβ－カロテンがある「葉っぱや」生産のブーケレタス。

DATA
住所　千葉県市原市五井 2792-1
ヴェラハイツ五井第 3
TEL　0436-22-6700
営業時間　11：00 ～ 15：00（LO）、
17：30 ～ 21：30（LO）、不定休
交通　ＪＲ内房線・五井駅より徒歩 8 分

「ルッコラ」オリジナルレシピを P66、P68、P102、P104 で掲載。

焼肉レストラン

新《し》羅《ら》

「糖質制限・糖質ゼロ食」実践者にとって焼肉店は、肉が大丈夫でも、砂糖のたっぷり入ったタレがNGでした。

ところが「焼肉レストラン新羅」では、砂糖をいっさい使っていないのにしっかりとした甘みのあるタレを楽しむことができます。また砂糖を使って作るキムチも「糖質オフ」のキムチにして提供しています。そのタレとキムチを開発した店長の井戸口さんは、食と肉の安全・知的財産を守る会の会長。その眼鏡にかなった高品質の和牛が食べられるということで、「新羅」は多くのプロ野球選手やプロサッカー選手、著名人が訪れるお店でもあります。

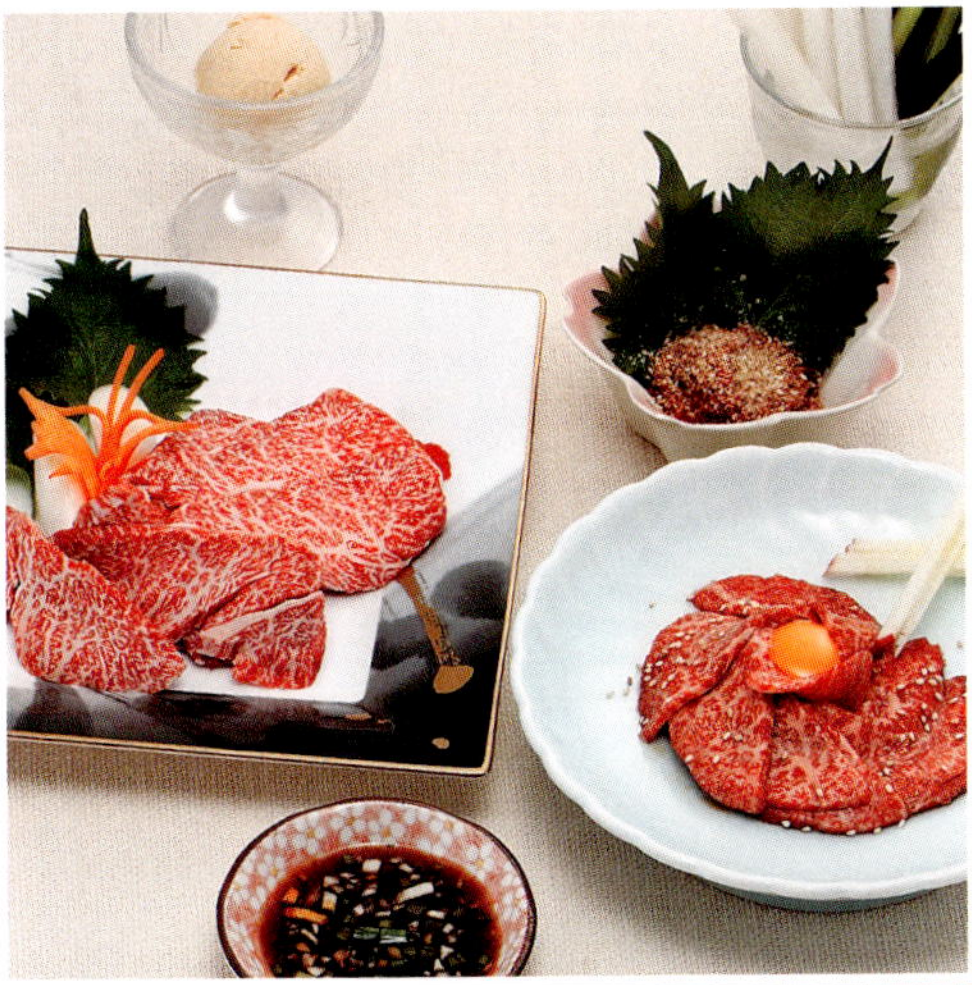

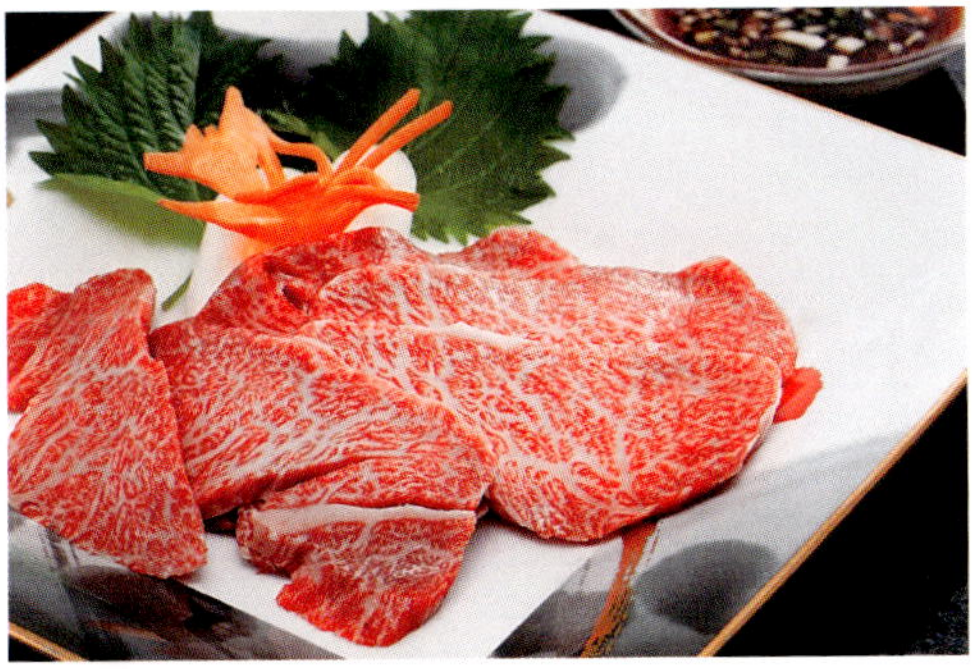

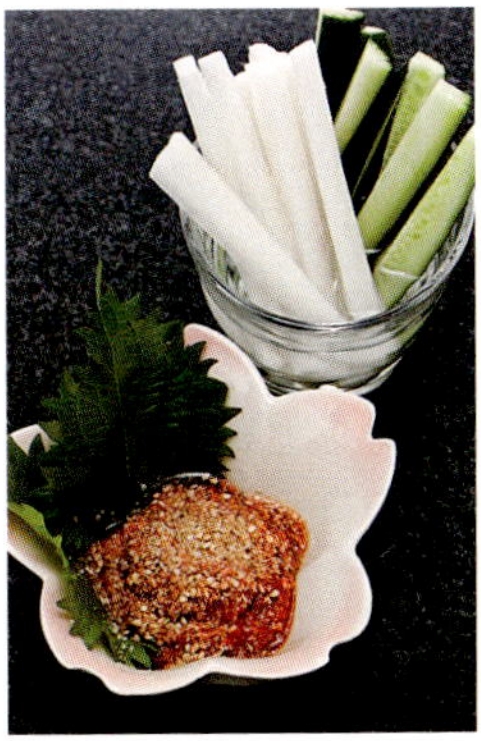

上の写真は和牛上ロース（2400円）と糖質ゼロのタレ、下は和牛ユッケ（1500円）。左はスティック野菜を糖質オフのキムチダレにつけて食べるバーニャキムチ（380円）。

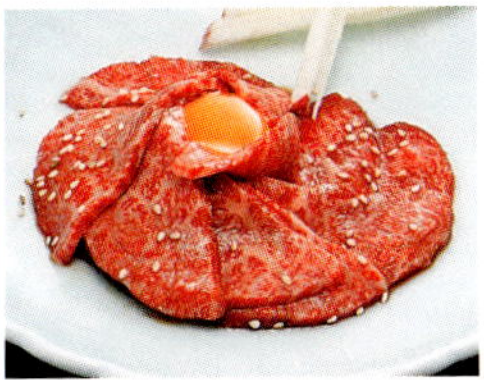

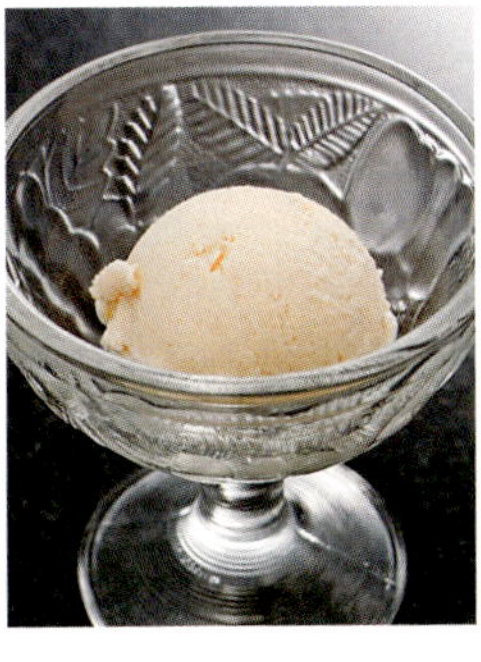

ヘーゼルナッツ味の糖質ゼロのアイスクリーム（400円）。しっかりと甘味を感じられるスイーツ。

DATA

住所　千葉県千葉市中央区中央 3-15-14
三好野ビル３Ｆ

TEL　043-226-8078

営業時間　17：00～23：00（LO10：30）　日曜休

交通　京成線・千葉中央駅より徒歩５分／
ＪＲ線・千葉駅より徒歩 10 分／
千葉都市モノレール線・葭川公園駅より徒歩３分

「新羅」オリジナルレシピを P45、P90 で掲載。

「糖質制限・糖質ゼロ」商品紹介

長年に渡って糖質を大量に摂取してきたせいか、
穀類を使った食事をなかなか忘れられない方もいらっしゃいます。そこで、ここでは、
「糖質制限・糖質ゼロ」食の概念に合うパンや麺、スイーツなどの商品を紹介いたします。

パン類

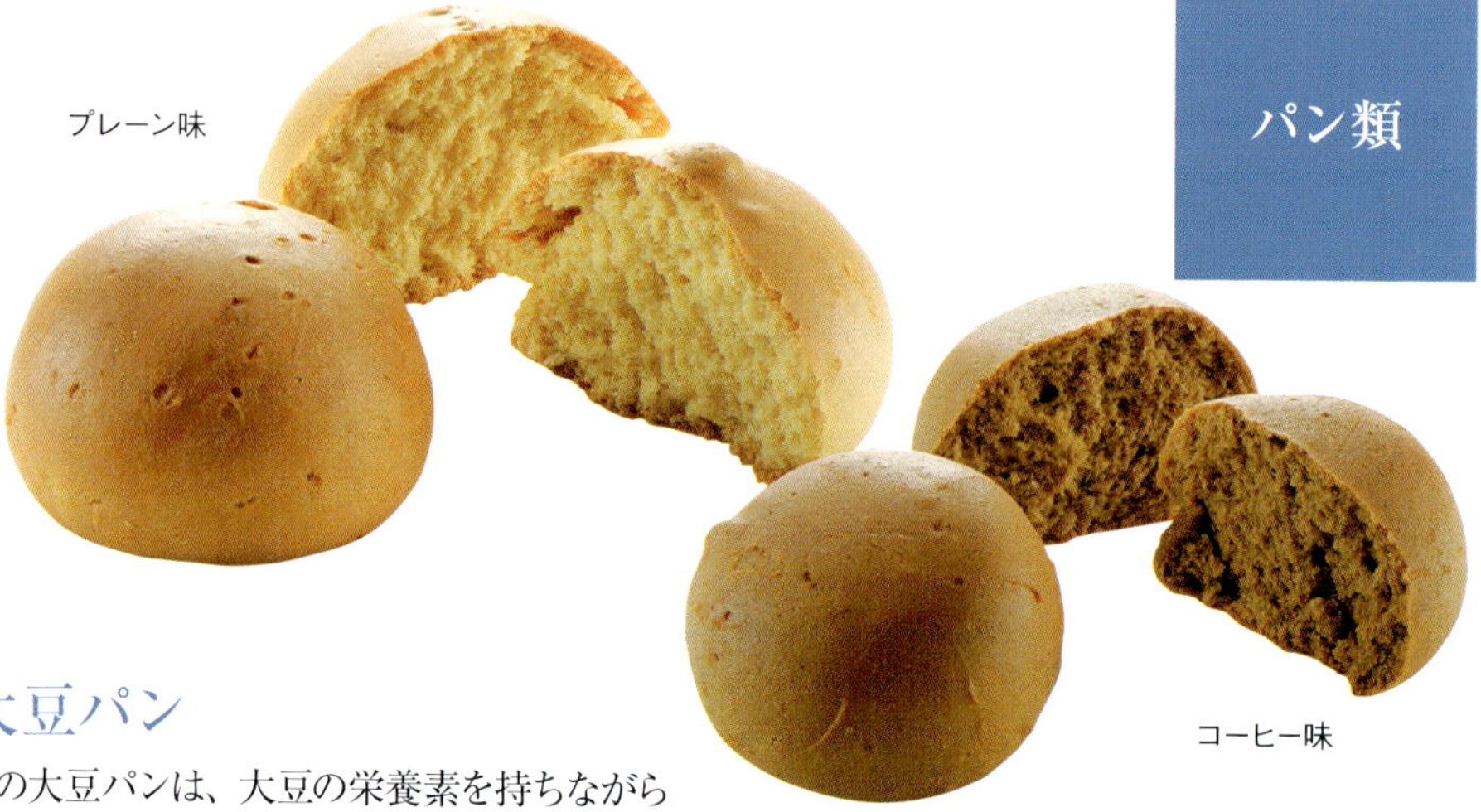

大豆パン

この大豆パンは、大豆の栄養素を持ちながら
大豆の青臭さをなくし、栄養バランス、食べやすさ、ともに実現した無臭大豆エルスターを原料に使用しています。1個（60 g）あたりの糖質量は2.7 gで満腹感と腹持ちのよさを感じられるパンで、大豆の甘みをいかしたプレーン味とコーヒー味の2種類があります。

価格：1箱（10個入り）￥2800（送料別）／ソイコム株式会社

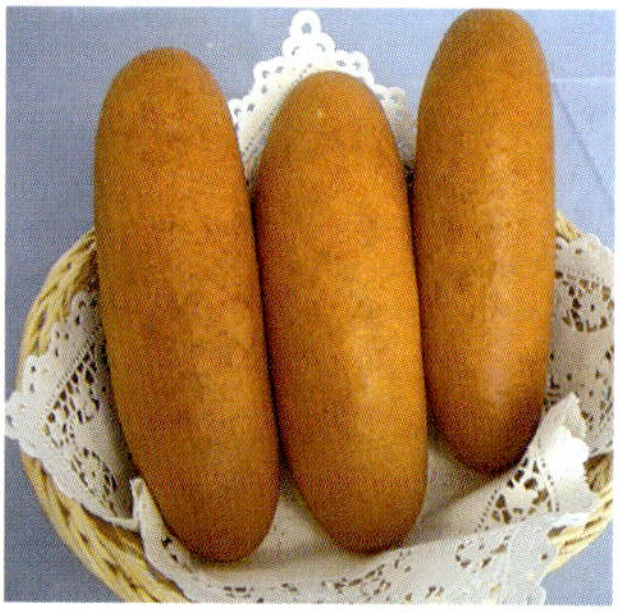

「パン de スマート」EX　ロールパン

「パン de スマート」EXは小麦粉・でん粉を一切使用せず、小麦たんぱく（グルテン）、焙煎小麦皮の微粉末、大豆粉、食物繊維、ゴマペーストなどを材料としています。その結果、市販のロールパンに比べ糖質の88%カットを実現、1個（57 g）あたりの糖質量は3.1 g。一方で市販品の約7倍の食物繊維を含んでいます。

価格：1箱（15個入り）￥2500（送料別）／鳥越製粉株式会社

スイーツ類

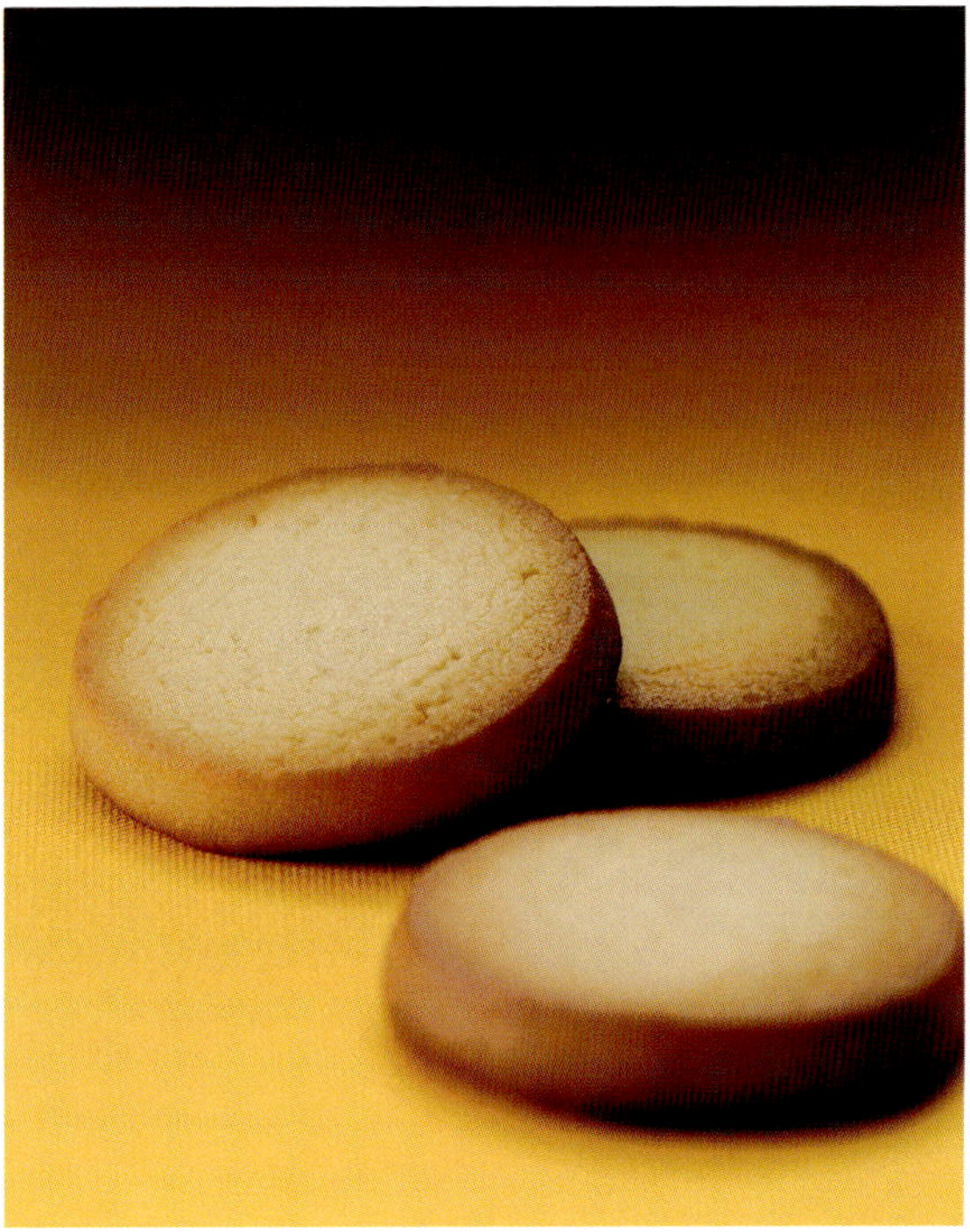

ソイズケア ビゴーレブロック

砂糖、小麦粉は一切使わず、大豆丸ごとの全粒粉を原料にしたクッキーで、サクッとして、しっとりした食感としっかりとした甘みを感じられます。100 g当たりの糖質量は3.3 g、一日に必要なカルシウム量を確保した優れものです。

価格：18 枚入り（12g × 18 枚）
¥2850（送料別）／ソイコム株式会社

麺類

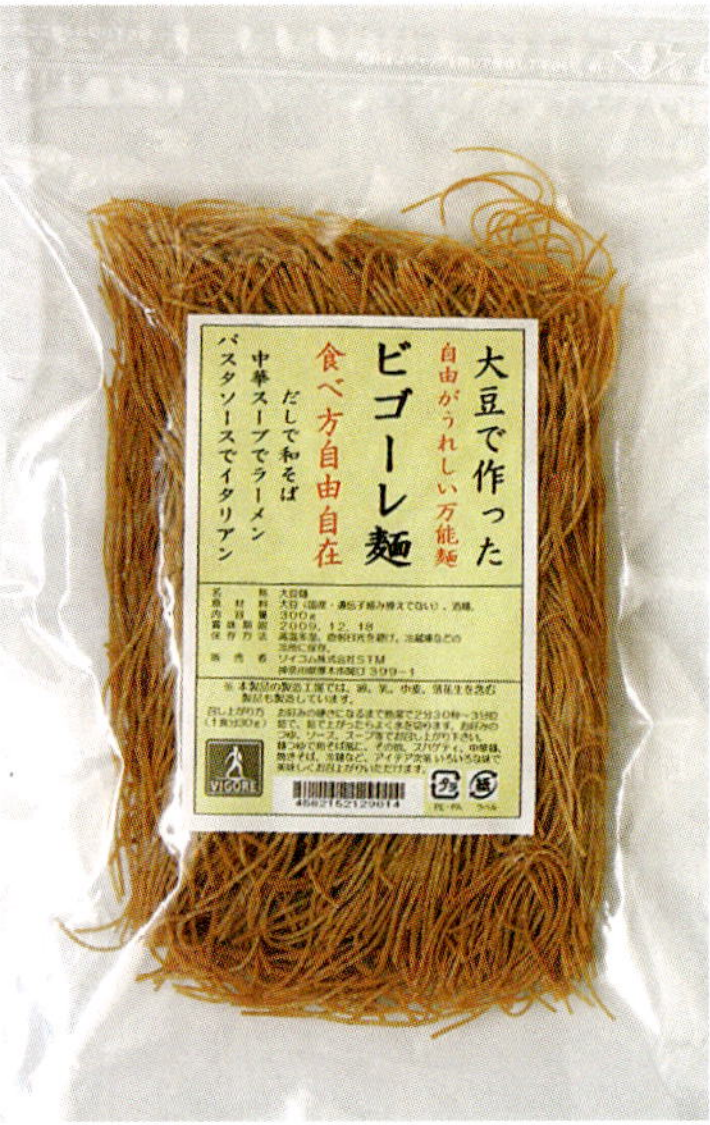

ビゴーレ麺

無臭大豆エルスターを原料に使用した麺。1食分（30g）の糖質を約5 gにおさえたうえ、和そば、パスタ、ラーメン、焼きそばなど、和洋中のどれにでも合う、食べ方が自由自在の万能麺です。

価格：半生タイプ 300 g入（7 ～ 10 食分）
¥1575（送料別）／ソイコム株式会社

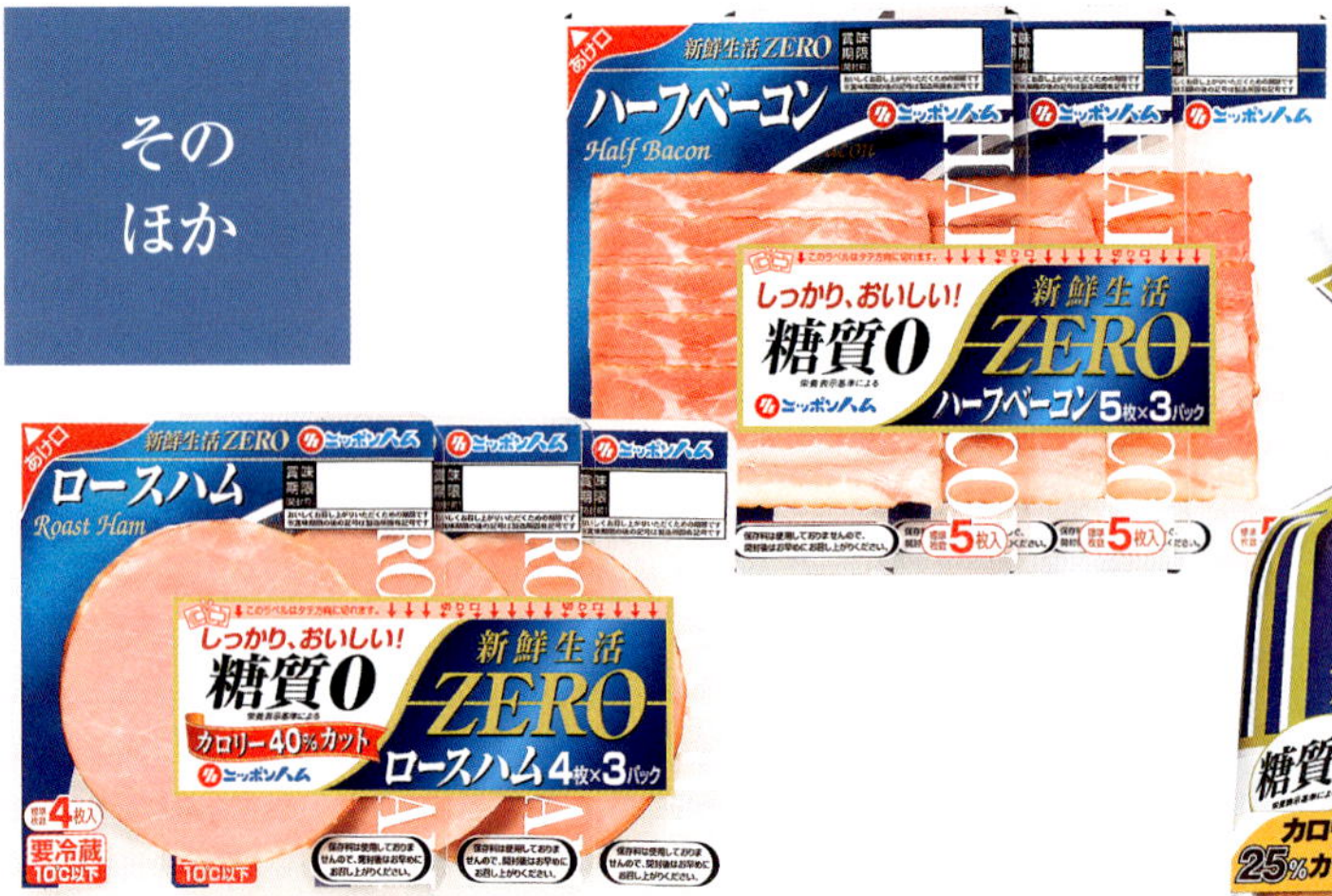

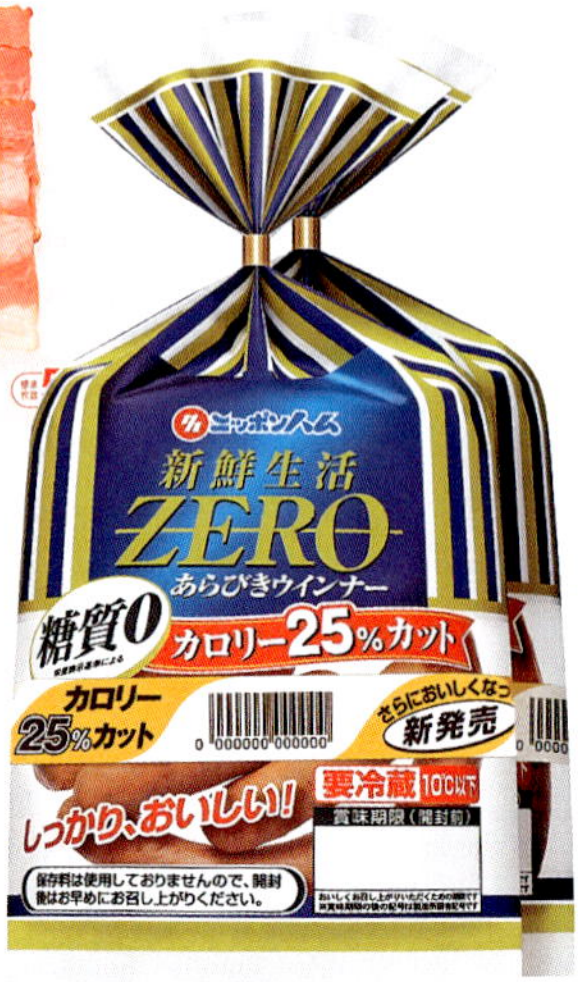

新鮮生活 ZERO 糖質0
ロースハム/ハーフベーコン/
あらびきウインナー

日本ハムから「新鮮生活 ZERO」シリーズとして、美味しさそのままに、糖質ゼロで仕上げたロースハム、ベーコン、あらびきウインナーが発売されました。糖質を使っていないため、従来品より焼いたときに焦げ付きにくく、調理しやすいという利点も(栄養表示基準に基づき、100g あたり糖質 0.5g 未満を糖質 0 としております)。

参考小売価格：糖質 0 ロースハム ¥320、ハーフベーコン ¥320、あらびきウインナー ¥430（すべて税込）／日本ハム株式会社

日本酒「糖質ゼロ」パック/「糖質ゼロ」カップ

日本酒には糖質が 5%ほど含まれていますが、月桂冠から発売された日本酒「糖質ゼロパック・糖質ゼロカップ」は「糖質スーパーダイジェスト製法」により、糖質を極限までカットしながらも旨味成分をできるだけ残してある優れものです。100ml あたりの糖質量は 0.5g 未満。

参考小売価格：1.8ℓ ¥1396 、900ml ¥716、200ml ¥160（すべて消費税別）／月桂冠株式会社

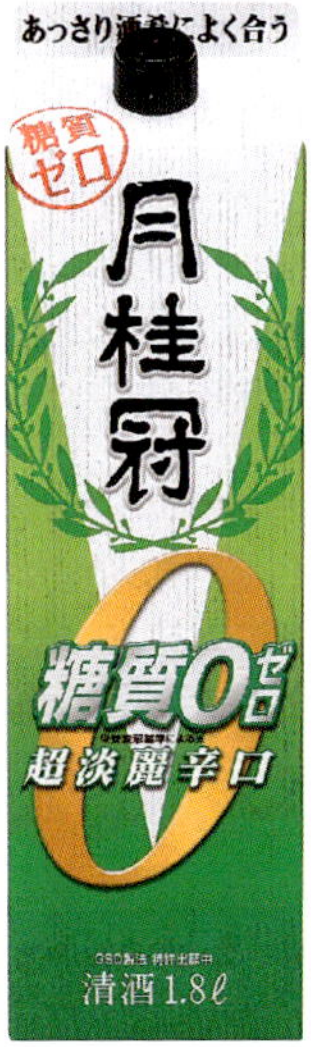

1.8ℓ パック

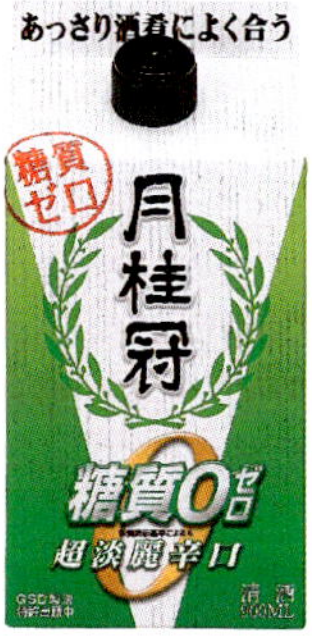

900ml パック

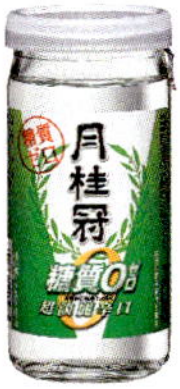

200ml カップ

商品問い合わせ先一覧

ソイコム株式会社	http://www.safe-tech.co.jp/	
	☎ 046-244-1311	
鳥越製粉株式会社	http://www.the-torigoe.co.jp/index.html	
	仙台営業所	☎ 022-295-2181
	東京営業所	☎ 03-3633-6593
	大阪営業所	☎ 072-464-7556
	広島営業所	☎ 082-885-1127
	福岡営業所	☎ 092-477-7120
	鹿児島営業所	☎ 099-251-1958
日本ハム株式会社	http://www.nipponham.co.jp/index.html	
	お客様サービス室	☎ 0120-175-955
月桂冠株式会社	http://www.gekkeikan.co.jp/	
	お客様相談室	☎ 075-623-2040

※掲載した商品は 2009 年 8 月時点で発売されている商品です。

「糖質ゼロ」と「糖類ゼロ」の違い

最近の「糖質ゼロ」ブームにより、さまざまな「ゼロ」商品が発売されていますが、ちょっと紛らわしいのが「糖質ゼロ」と「糖類ゼロ」。そもそも「糖質」とは、糖類（単糖類と二糖類）、多糖類（オリゴ糖やでん粉など）、糖アルコール類（キシリトールなど）、高甘味度甘味料（スクラロースなど）の総称です。ですから、「糖質ゼロ」と謳う商品はこれらの総量が限りなくゼロに近いもののことです。一方で「糖類ゼロ」の場合、多糖類などを含むので血糖値をあげてしまう可能性が高くなります。ちなみに「糖類」の単糖類とは、ブドウ糖、果糖のことで、二糖類とは砂糖、乳糖、麦芽糖のことです。

「糖質制限・糖質ゼロ」食のおさらい

糖尿病やダイエット、そして広く健康に効果を発揮する「糖質制限・糖質ゼロ」食ですが、ここで改めて、何を食べてよくて何を食べてはいけないのかを整理しましょう。

基本ポイント―❶ 「糖質制限・糖質ゼロ」食の概念

1

食事においてカロリーよりも糖質量を重視する

2

その糖質の総摂取量を５ｇまでとして、
それを「糖質制限」「糖質ゼロ」とする

3

たんぱく質、脂質はしっかりと摂る

4

大量の糖質摂取となる
穀物、果物、菓子・ジュース類は摂らない

基本ポイント―❷ 食べてもよい食品類

肉類	牛肉、豚肉、鶏肉、羊肉など
魚介類	魚類、貝類、えび、かに、たこ、いかなど
乳製品	チーズ、生クリーム（無糖）、バター
卵	鶏卵、うずら卵など
豆類	大豆（ゆで）、豆腐、湯葉、納豆などの大豆製品
野菜類	春菊、野沢菜、カリフラワー、オクラなど
きのこ類	椎茸、えのきたけ、エリンギなど
藻類	わかめ、昆布、寒天など
調味料類	塩、コショウ、香辛料、マヨネーズなど
油脂類	オリーブ油、胡麻油、バターなど
嗜好飲料	焼酎、ウイスキー、ワイン、糖質ゼロの発泡酒、コーヒー、紅茶など
いも類	こんにゃく
果物類	アボカド

基本ポイント―❸ 食べてはいけない食品類

肉類	糖質の入った加工食品
魚介類	かまぼこなどの練り製品、糖質の入った加工食品
乳製品	牛乳、ヨーグルトなど
豆類	大豆（いり） など
野菜類	かぼちゃ、にんじんなど
種実類	全般的にNG
藻類	佃煮など
調味料	ソース類、醤油、味噌、ケチャップなど
油脂類	マーガリンなど
嗜好飲料	日本酒、ビール、紹興酒など
穀類	全般的にNG
いも類	全般的にNG
菓子類	全般的にNG

※食品の使用量によっては「食べてもよい食品」になるものもあります。詳細は「食品別糖質含有量（P117〜）」を参照してください。また、糖質を入れずに作られた調味料、加工食品なども同様です。

「ケトーシス」と「アシドーシス」

ケトン体が「異常に」増加すると「ケトーシス」と呼びます。「アシドーシス」は、血液中の酸とアルカリの平衡が破れて、血漿《けっしょう》が酸性に傾くことです。ケトン体は「酸性」なので、ケトン体が増加すれば血液が酸性化する、すなわち「ケトーシス」では「アシドーシス」になる、というのが日本糖尿病学会の見解です。また、その典型が「ケトアシドーシス昏睡」だというわけです。

糖質ゼロ食では血中ケトン体が「異常に」増加します。しかし、「アシドーシス」にはなりません。なぜなら、酸・塩基平衡は生命維持に基本的なホメオスタシスです。ケトアシドーシス昏睡にみられる、高血糖による「高浸透圧利尿」が「腎性代償」を阻害しない限り、「ケトーシス」でも「アシドーシス」にはなりません。高血糖にならない糖質ゼロ食では、「アシドーシス」にならないのです。

食品別
糖質含有量
一覧

ここでは、食品ごとの糖質量（可食部１００ｇあたり）を掲載します。
糖質制限・糖質ゼロ食は糖質の総量を5gに設定しています。
一覧表を見てもらうと、あきらかに糖質制限・糖質ゼロ食から外れるほど
多くの糖質を含んだ食品もあります。
ただし、注意してほしいのは、一度に１００ｇも食べない食品のことです。
例えば１００ｇあたり糖質量が20gの食品であっても、実際の使用量が
10gであれば糖質量は2gとなります。
他の食品との組み合わせで糖質の総量が5gを
超えなければ、食べてもよい食品となることがあります。

分類	食品名	カロリー (kcal)	たんぱく質 (g)	脂質 (g)	糖質 (g)	備考
米	玄米	350	6.8	2.7	70.8	
	精白米	356	6.1	0.9	76.6	
	胚芽精米	354	6.5	2.0	74.0	
ご飯	玄米	165	2.8	1.0	34.2	
	精白米	168	2.5	0.3	36.8	常用量 150g
	胚芽精米	167	2.7	0.6	35.6	
	焼きおにぎり	181	3.1	0.3	39.1	こいくち醤油 6.5g を含む
	全がゆ（精白米）	71	1.1	0.1	15.6	
	五分がゆ（精白米）	36	0.5	0.1	7.8	
	おもゆ（精白米）	21	0.3	0	4.7	
	玄米全がゆ	70	1.2	0.4	14.6	
もち他	もち	235	4.2	0.8	49.5	
	赤飯	189	3.9	0.4	40.7	
	きりたんぽ	210	3.2	0.4	45.8	
	ビーフン	377	7.0	1.6	79.0	
パン類	食パン	264	9.3	4.4	44.4	6 枚切り 1 枚 60g
	コッペパン	265	8.5	3.8	47.1	
	フランスパン	279	9.4	1.3	54.8	
	ライ麦パン	264	8.4	2.2	47.1	
	ぶどうパン	269	8.2	3.5	48.9	
	ロールパン	316	10.1	9.0	46.6	
	クロワッサン	448	7.9	26.8	42.1	
	イングリッシュマフィン	228	8.1	3.6	39.6	
	ナン	262	10.3	3.4	45.6	
めん他	うどん（ゆで）	105	2.6	0.4	20.8	
	そうめん	356	9.5	1.1	70.2	
	中華めん（ゆで）	149	4.9	0.6	27.9	
	沖縄そば（ゆで）	147	5.2	0.8	26.5	
	即席中華めん（油揚げ味付け）	445	10.1	16.7	61.0	
	そば（ゆで）	132	4.8	1.0	24.0	常用量 100g
	マカロニ・スパゲッティ（乾）	378	13.0	2.2	69.5	常用量 80g
粉他	小麦粉	368	8.0	1.7	73.4	
	そば粉	361	12.0	3.1	65.3	
	生麸	163	12.7	0.8	25.7	
	ぎょうざの皮	291	9.3	1.4	54.8	5 枚 40g
	しゅうまいの皮	295	8.3	1.4	56.7	
	ピザクラスト	268	9.1	3.0	48.8	
	コーンフレーク	381	7.8	1.7	81.2	
	パン粉（乾）	373	14.6	6.8	59.4	

分類	食品名	カロリー (kcal)	たんぱく質 (g)	脂質 (g)	糖質 (g)	備考
粉他	ライ麦粉	351	8.5	1.6	62.9	
	上新粉	362	6.2	0.9	77.9	
	白玉粉	369	6.3	1.0	79.5	
	道明寺粉	372	7.1	0.7	79.7	
いも類	きくいも	35	1.9	0.2	13.1	
	こんにゃく	7	0.1	0.1	0.3	しらたきは糖質0.1g
	さつまいも	132	1.2	0.2	29.2	
	さといも	58	1.5	0.1	10.8	
	じゃがいも	76	1.6	0.1	16.3	1/2 個 80g
	フライドポテト	388	2.9	27.4	29.3	
	乾燥マッシュポテト	357	6.6	0.6	76.2	
	やまいも	108	4.5	0.5	21.2	
	やまといも	123	4.5	0.2	24.6	
	じねんじょ	121	2.8	0.7	24.7	
	ながいも	65	2.2	0.3	12.9	
	かたくり粉（じゃがいもでん粉）	330	0.1	0.1	81.6	
	タピオカ（キャッサバでん粉）	346	0.1	0.2	85.3	
	くず粉	347	0.2	0.2	85.6	
	コーンスターチ（とうもろこしでん粉）	354	0.1	0.7	86.3	
	くずきり（乾）	356	0.2	0.2	86.8	
	緑豆はるさめ	345	0.2	0.4	80.9	
	はるさめ	342	0.1	0.2	83.1	
豆類	あずき（乾）	339	20.3	2.2	40.9	
	いんげん豆（乾）	333	19.9	2.2	38.5	
	えんどう豆（ゆで）	148	9.2	1.0	17.5	
	グリンピース（揚げ豆）	423	20.8	11.6	39.2	
	そら豆	348	26.0	2.0	46.6	
	大豆（乾）	417	35.3	19.0	11.1	常用量 20g
	大豆（ゆで）	180	16.0	9.0	2.7	
	きな粉	434	36.8	23.1	16.1	
	木綿豆腐	72	6.6	4.2	1.2	
	絹ごし豆腐	56	4.9	3.0	1.3	
	焼き豆腐	88	7.8	5.7	0.5	
	生揚げ（厚揚げ）	150	10.7	11.3	0.2	
	油揚げ	386	18.6	33.1	1.4	
	がんもどき	228	15.3	17.8	0.2	
	高野豆腐（凍り豆腐）	529	49.4	33.2	3.9	1 枚 20g
	豆腐よう	189	9.5	8.3	18.3	
	糸引き納豆	200	16.5	10.0	5.4	常用量 50g
	挽きわり納豆	194	16.6	10.0	4.6	

分類	食品名	カロリー (kcal)	たんぱく質 (g)	脂質 (g)	糖質 (g)	備考
豆類	おから	111	6.1	3.6	2.3	常用量 50g
	豆乳	46	3.6	2.0	2.9	
	調整豆乳	64	3.2	3.6	4.5	
	湯葉（生）	231	21.8	13.7	3.3	
	湯葉（干し）	511	53.2	28.0	5.6	
	テンペ	202	15.8	9.0	5.2	
種実類	アーモンド（乾）	598	18.6	54.2	9.3	10 粒 15g
	アーモンド（フライ、味付け）	606	19.2	53.6	10.4	
	カシューナッツ（フライ、味付け）	576	19.8	47.6	20.0	
	かぼちゃの種（いり、味付け）	574	26.5	51.8	4.7	
	ぎんなん（生）	187	4.7	1.7	36.7	
	ぎんなん（ゆで）	166	4.1	1.3	32.3	
	くり（生）	164	2.8	0.5	32.7	
	くるみ（いり）	674	14.6	68.8	4.2	
	ココナッツパウダー	668	6.1	65.8	9.6	
	胡麻（乾）	578	19.8	51.9	7.6	
	胡麻（いり）	599	20.3	54.2	5.9	
	ピスタチオ（いり、味付け）	615	2.2	17.4	46.9	
	ひまわり（フライ、味付け）	611	20.1	56.3	10.3	
	ヘーゼルナッツ（フライ、味付け）	684	13.6	69.3	6.5	
	マカダミアナッツ（いり、味付け）	720	8.3	76.7	6.0	
	まつの実（いり）	690	14.6	72.5	1.2	
	らっかせい（いり）	585	26.5	49.4	12.4	常用量 30g
	バターピーナッツ	592	25.5	51.3	11.3	
	ピーナッツバター	640	25.4	50.7	14.4	
野菜類	あさつき	33	4.2	0.3	2.3	
	あしたば	33	3.3	0.1	1.1	
	アスパラガス	22	2.6	0.2	2.1	
	ホワイトアスパラガス（水煮缶詰）	22	2.4	0.1	2.6	
	さやいんげん	23	1.8	0.1	2.7	
	うど	18	0.8	0.1	2.9	
	枝豆	135	11.7	6.2	3.8	常用量 50g
	さやえんどう（きぬさや）	36	3.1	0.2	4.5	
	スナップえんどう（スナックえんどう）	43	2.9	0.1	7.4	
	グリンピース（生）	93	6.9	0.4	7.6	
	おかひじき	17	1.4	0.2	0.9	
	オクラ	30	2.1	0.2	1.6	常用量 50g
	カブ（葉）	20	2.3	0.1	1.0	
	カブ（根）	22	0.6	0.1	3.3	常用量 20g
	西洋かぼちゃ	93	1.6	0.3	17.2	常用量 80g

分類	食品名	カロリー (kcal)	たんぱく質 (g)	脂質 (g)	糖質 (g)	備考
野菜類	からしな	26	3.3	0.1	1.0	
	カリフラワー	27	3.0	0.1	2.3	
	かんぴょう（乾）	261	7.1	0.2	37.8	
	食用ぎく（花びら）	27	1.4	0	3.1	
	キャベツ	23	1.3	0.2	3.4	
	レッドキャベツ	30	2.0	0.1	3.9	
	キュウリ	14	1.0	0.1	1.9	
	きょうな（みずな）	23	2.2	0.1	1.8	
	くわい	126	6.3	0.1	24.2	
	ごぼう	65	1.8	0.1	9.7	常用量 30g
	小松菜	14	1.5	0.2	0.5	
	ザーサイ（漬物）	23	2.5	0.1	0.0	
	しし唐辛子	27	1.9	0.3	2.1	
	しそ	37	3.9	0.1	0.2	
	春菊	22	2.3	0.3	0.7	
	じゅんさい（水煮びん詰）	5	0.4	0	0.0	
	ショウガ	30	0.9	0.3	4.5	
	白うり	15	0.9	0.1	2.1	
	ずいき	16	0.5	0	2.5	
	ズッキーニ	14	1.3	0.1	1.5	
	せり	17	2.0	0.1	0.8	
	セロリー	15	1.0	0.1	1.7	
	ぜんまい	29	1.7	0.1	2.8	
	そらまめ	108	10.9	0.2	12.9	
	かいわれ大根	21	2.1	0.5	1.4	
	葉大根	18	2.0	0.2	0.7	
	大根	18	0.4	0.1	2.8	
	切干し大根	279	5.7	0.5	46.8	
	高菜	21	1.8	0.2	1.7	
	筍（たけのこ）	26	3.6	0.2	1.5	
	たまねぎ	37	1.0	0.1	7.2	1/2 個 100g
	チンゲンサイ	9	0.6	0.1	0.8	
	つくし	38	3.5	0.1	0.0	
	唐辛子	35	3.4	0.1	1.5	
	とうがん	16	0.5	0.1	2.5	
	とうもろこし	92	3.6	1.7	13.8	1 本 200g
	トマト	19	0.7	0.1	3.7	1 個 200g
	ミニトマト（プチトマト）	29	1.1	0.1	5.8	
	ナス	22	1.1	0.1	2.9	1 個 60g
	なばな（菜の花）	33	4.4	0.2	1.6	

分類	食品名	カロリー (kcal)	たんぱく質 (g)	脂質 (g)	糖質 (g)	備考
野菜類	にがうり (ゴーヤ)	17	1.0	0.1	1.3	
	にら	21	1.7	0.3	1.3	
	にんじん	37	0.6	0.1	6.4	
	きょうにんじん	44	1.8	0.2	5.7	
	ニンニク	134	6.0	1.3	20.6	常用量 15g
	ニンニクの芽	45	1.9	0.3	6.8	
	白ネギ	28	0.5	0.1	5.0	
	葉ネギ	31	1.5	0.3	4.1	
	野沢菜	16	0.9	0.1	1.5	
	白菜	14	0.8	0.1	1.9	
	白菜 (キムチ)	46	2.8	0.3	5.2	
	バジル (バジリコ)	24	2.0	0.6	0.0	
	パセリ	44	3.7	0.7	1.4	
	ピーマン	22	0.9	0.2	2.8	
	赤ピーマン	30	1.0	0.2	5.6	常用量 60g
	黄ピーマン	27	0.8	0.2	5.3	
	ふき	11	0.3	0	1.7	
	ふきのとう (ゆで)	32	2.5	0.1	2.8	
	ブロッコリー	33	4.3	0.5	0.8	
	ほうれんそう	20	2.2	0.4	0.3	常用量 60g
	みつば	18	1.0	0.1	1.5	
	みょうが	12	0.9	0.1	0.5	
	めキャベツ	50	5.7	0.1	4.4	
	もやし	12	1.6	0.1	0.6	
	大豆もやし	37	3.7	1.5	0.0	
	モロヘイヤ	38	4.8	0.5	0.4	
	ゆりね	125	3.8	0.1	22.9	
	よもぎ	46	5.2	0.3	0.9	
	らっきょう	118	1.4	0.2	8.3	
	ラディッシュ	79	3.1	0.3	9.5	
	レタス	12	0.6	0.1	1.7	
	サラダ菜	14	1.7	0.2	0.4	
	サニーレタス	16	1.2	0.2	1.2	
	れんこん	66	1.9	0.1	13.5	
	わけぎ	30	1.6	0	4.6	
	わさび	88	5.6	0.2	14.0	
	わらび	21	2.4	0.1	0.4	
果実類	アボカド	187	2.5	18.7	0.9	
	あんず	36	1.0	0.3	6.9	
	いちご	34	0.9	0.1	7.1	常用量 100g

分類	食品名	カロリー (kcal)	たんぱく質 (g)	脂質 (g)	糖質 (g)	備考
果実類	いちじく	54	0.6	0.1	12.4	
	いよかん	46	0.9	0.1	10.7	
	梅干し（塩漬け）	33	0.9	0.2	6.9	調味漬けは糖質18.6g
	温州みかん	46	0.7	0.1	11.0	
	オリーブ（ピクルスびん詰）	145	1.0	15.0	1.2	
	ネーブルオレンジ	46	0.9	0.1	10.8	
	バレンシアオレンジ	39	1.0	0.1	9.0	
	柿	60	0.4	0.2	14.3	
	かぼす（果汁）	25	0.4	0.1	8.4	
	キウイフルーツ	53	1.0	0.1	11.0	常用量 100g
	きんかん	71	0.5	0.7	12.9	
	グァバ	38	0.6	0.1	4.8	
	グレープフルーツ	38	0.9	0.1	9.0	1/2 個 200g
	さくらんぼ	60	1.0	0.2	14.0	
	ざくろ	56	0.2	0.0	15.5	
	すいか	37	0.6	0.1	9.2	
	すだち（果汁）	20	0.5	0.1	6.5	
	すもも	44	0.6	1.0	7.8	
	ドリアン	133	2.3	3.3	25.0	
	なし	43	0.3	0.1	10.4	
	西洋なし	54	0.3	0.1	12.5	
	夏みかん	40	0.9	0.1	8.8	
	パインアップル	51	0.6	0.1	11.9	
	はっさく	45	0.8	0.1	10.0	
	パッションフルーツ	64	0.8	0.4	16.2	
	バナナ	86	1.1	0.2	21.4	1 本 125g
	パパイア	38	0.5	0.2	7.3	
	びわ	40	0.3	0.1	9.0	
	ぶどう	59	0.4	0.1	15.2	
	ブルーベリー	49	0.5	0.1	9.6	
	マンゴー	64	0.6	0.1	15.6	
	メロン	42	1.1	0.1	9.8	1/8 個 80g
	もも	40	0.6	0.1	8.9	
	柚子（果汁）	21	0.5	0.1	6.6	
	ライチー	63	1.0	0.1	15.5	
	ライム（果汁）	27	0.4	0.1	9.1	
	ラズベリー	41	1.1	0.1	5.5	
	りんご	54	0.2	0.1	13.1	1 個 200g
	レモン	54	0.9	0.7	7.6	
	レモン（果汁）	26	0.4	0.2	8.6	

分類	食品名	カロリー (kcal)	たんぱく質 (g)	脂質 (g)	糖質 (g)	備考
きのこ類	えのきたけ	22	2.7	0.2	3.7	1/4 袋 20g
	きくらげ（乾）	167	7.9	2.1	13.7	
	生椎茸	18	3.0	0.4	1.4	
	干椎茸	182	19.3	3.7	22.4	
	ほんしめじ	14	2.1	0.3	1.1	
	なめこ	15	1.7	0.2	1.9	常用量 30g
	エリンギ	24	3.6	0.5	3.1	
	ひらたけ	20	3.3	0.3	3.6	
	まいたけ	16	3.7	0.7	0.0	
	マッシュルーム	11	2.9	0.3	0.1	
	まつたけ	23	2.0	0.6	3.5	
藻類	焼きのり	188	41.4	3.7	8.3	
	味付けのり	179	40.0	3.5	16.6	
	あらめ	140	12.4	0.7	8.2	
	海ぶどう	4	0.5	0.1	0.4	
	刻み昆布	105	5.4	0.5	6.9	
	とろろこんぶ	117	6.5	0.9	22.0	
	ところてん	2	0.2	0	0.0	
	角寒天	154	2.4	0.2	0.0	
	ひじき	139	10.6	1.3	12.9	常用量 10g
	モズク	4	0.2	0.1	0.0	
	わかめ（生）	16	1.9	0.2	2.0	
	カットわかめ	138	18.0	4.0	6.2	
魚介類	魚類	—	—	—	0.1～0.7	
	あか貝	74	13.5	0.3	3.5	
	あさり	30	6.0	0.3	0.4	
	あわび	73	12.7	0.3	4.0	
	エスカルゴ（水煮缶詰）	82	16.5	1.0	0.8	
	かき	60	6.6	1.4	4.7	
	さざえ	89	19.4	0.4	0.8	
	しじみ	51	5.6	1.0	4.3	
	とり貝	86	12.9	0.3	6.9	
	はまぐり	38	6.1	0.5	1.8	
	ほたて貝	72	13.5	0.9	1.5	
	貝柱	97	17.9	0.1	4.9	
	みる貝	82	18.3	0.4	0.3	
	ムール貝	70	10.3	1.4	3.2	
	するめいか	88	18.1	1.2	0.2	
	するめ	334	69.2	4.3	0.4	
	まだこ（生）	76	16.4	0.7	0.1	

分類	食品名	カロリー (kcal)	たんぱく質 (g)	脂質 (g)	糖質 (g)	備考
魚介類	うに	120	16.0	4.8	3.3	
	なまこ	23	4.6	0.3	0.5	
水産練り製品	蒸しかまぼこ	95	12.0	0.9	9.7	
	焼き竹輪	121	12.2	2.0	13.5	
	つみれ	113	12.0	4.3	6.5	
	なると	80	7.6	0.4	11.6	
	はんぺん	94	9.9	1.0	11.4	
	さつま揚げ	139	12.5	3.7	13.9	
	魚肉ハム	158	13.4	6.7	11.1	
	魚肉ソーセージ	161	11.5	7.2	12.6	
肉類	牛・豚・鶏	—	—	—	0.1～0.7	
	牛肝臓（レバー）	132	19.6	3.7	3.7	
	豚肝臓（レバー）	128	20.4	3.4	2.5	
	ローストビーフ	196	21.7	11.7	0.9	
	コンビーフ	203	19.8	13.0	1.7	
	ビーフジャーキー	315	54.8	7.8	6.4	
	ボンレスハム	118	18.7	4.0	1.8	
	ロースハム	196	16.5	13.9	1.3	
	生ハム	247	24.0	16.6	0.5	
	生ハム（乾・プロシュート）	268	25.7	18.4	0	
	ベーコン	405	12.9	39.1	0.3	
	ウインナー	321	13.2	28.5	3.0	
	サラミソーセージ	497	25.4	43.0	2.1	
	フランクフルト	298	12.7	24.7	6.2	
	生ソーセージ	279	14.0	24.4	0.8	
	焼き豚	172	19.4	8.2	5.1	
	あいがも	333	14.2	29.0	0.1	
	かも	128	23.6	3.0	0.1	
	きじ	108	23.0	1.1	0.1	
	七面鳥	106	23.5	0.7	0.1	
	フォアグラ	510	8.3	49.9	1.5	
	すっぽん	197	16.4	13.4	0.5	
卵類	卵（生）	151	12.3	10.3	0.3	
	卵（ゆで）	151	12.9	10.0	0.3	
	たまご豆腐	79	6.4	5.0	2.0	
	厚焼きたまご	151	10.8	9.1	6.4	
	だし巻きたまご	128	11.2	9.0	0.5	
	ピータン	214	13.7	16.5	0	
乳類・油脂類	牛乳	67	3.3	3.8	4.8	1本200g
	低脂肪乳	46	3.8	1.0	5.5	

分類	食品名	カロリー (kcal)	たんぱく質 (g)	脂質 (g)	糖質 (g)	備考
乳類・油脂類	生クリーム（乳脂肪）	433	2.0	45.0	3.1	
	生クリーム（植物性脂肪）	392	6.8	39.2	2.9	
	プレーンヨーグルト（全脂無糖）	62	3.6	3.0	4.9	
	エダムチーズ	356	28.9	25.0	1.4	
	エメンタールチーズ	429	27.3	33.6	1.6	
	カテージチーズ	105	13.3	4.5	1.9	
	カマンベールチーズ	310	19.1	24.7	0.9	
	クリームチーズ	346	8.2	33.0	2.3	
	ゴーダチーズ	380	25.8	29.0	1.4	
	チェダーチーズ	423	25.7	33.8	1.4	
	パルメザンチーズ	475	44.0	30.8	1.9	
	ブルーチーズ	349	18.8	29.0	1.0	
	プロセスチーズ	339	22.7	26.0	1.3	
	有塩バター	745	0.6	81.0	0.2	
	無塩バター	763	0.5	83.0	0.2	
	発酵バター	752	0.6	80.0	4.4	
	ソフトタイプマーガリン	758	0.4	81.6	1.2	
嗜好飲料類	日本酒	107	0.4	0	4.5	
	ビール	40	0.3	0	3.1	
	発泡酒	45	0.1	0	3.6	
	白ワイン	73	0.1	0	2.0	
	赤ワイン	73	0.2	0	1.5	
	ロゼ	77	0.1	0	4.0	
	紹興酒	127	1.7	0	5.1	
	焼酎甲類	206	0	0	0	
	焼酎乙類	146	0	0	0	
	ウイスキー	237	0	0	0	
	ブランデー	237	0	0	0	
	ウオッカ	240	0	0	0	
	ジン	284	0	0	0.1	
	ラム	240	0	0	0.1	
	梅酒	156	0.1	0	20.7	
	みりん	241	0.3	0	43.2	
	甘酒	81	1.7	0.1	18.3	
調味料及び香辛料類	ウスターソース	117	1.0	0.1	26.3	
	中濃ソース	132	0.8	0.1	29.8	大さじ 1、15g
	濃厚ソース	132	0.9	0.1	29.9	
	豆板醤	60	2.0	2.3	3.6	
	チリペッパーソース	55	0.7	0.5	5.2	
	ラー油	0	0.1	0.1	99.8	

分類	食品名	カロリー (kcal)	たんぱく質 (g)	脂質 (g)	糖質 (g)	備考
調味料及び香辛料類	こいくち醤油	71	7.7	0	10.1	大さじ 1、15g
	うすくち醤油	54	5.7	0	7.8	
	たまり醤油	111	11.8	0	15.9	
	食塩	0	0	0	0	
	穀物酢	25	0.1	0	2.4	
	米酢	46	0.2	0	7.4	
	ぶどう酢（ワインビネガー）	22	0.1	0	1.2	
	りんご酢	26	0.1	0	2.4	
	固形コンソメ	235	7.0	4.3	41.8	
	めんつゆ（ストレート）	44	2.2	0	8.7	
	オイスターソース	107	7.7	0.3	18.1	
	マーボー豆腐の素	115	4.2	6.3	10.4	
	ミートソース	101	3.8	5.0	10.1	
	トマトピューレー	41	1.9	0.1	8.1	
	トマトペースト	89	3.8	0.1	17.3	
	ケチャップ	119	1.7	0	25.6	
	ノンオイル和風ドレッシング	82	3.1	0.1	16.1	
	フレンチドレッシング	406	0.1	41.9	5.9	
	サウザンアイランドドレッシング	416	1.0	41.4	9.2	
	マヨネーズ	703	1.5	75.3	4.5	
	甘味噌	217	9.7	3.0	32.3	
	淡色辛味噌	192	12.5	6.0	17	
	赤色辛味噌	186	13.1	5.5	17	
	カレールウ	512	6.5	34.1	41	
	ハヤシルウ	512	5.8	33.2	45	
	酒かす	227	14.9	1.5	18.6	
	みりん風調味料	226	0.1	0	54.9	
	オニオンパウダー	364	8.8	1.1	79.8	
	からし（マスタード）	315	5.9	14.5	40.1	
	粒入りマスタード	229	7.6	16.0	12.7	
	カレー粉	415	13.0	12.2	26.4	
	黒コショウ	364	11.0	6.0	66.6	
	さんしょう	375	10.3	6.2	69.6	
	シナモン	364	3.6	3.5	79.6	
	ショウガ（おろし）	43	0.7	0.6	8.6	
	とうがらし	419	16.2	9.7	66.8	
	ナツメグ	559	5.7	38.5	47.5	
	わさび（練り）	265	3.3	10.3	39.8	

※表示内容はすべて食品 100 g あたりの数値です。
参考文献：「五訂増補日本食品標準成分表」文部科学省科学技術・学術審議会・資源調査分科会 報告書

監修者プロフィール

釜池豊秋（かまいけ・とよあき）

1946年、大阪府生まれ。1972年、京都大学医学部を卒業後、京都大学医学部付属病院に研修医として勤務。1975年、京都大学医学部麻酔科助手。1978年、玉造厚生年金病院に整形外科医として勤務。1980年、市立宇和島病院に整形外科医として勤務、1997年に同病院を退職。アスリートとしてトライアスロンに挑戦し、宮古島、徳之島、佐渡、皆生の大会で年代別1位、1997年にはハワイのアイアンマンレースで年代別5位入賞を果たす。1998年、宇和島にプールのある医院「アクアクリニック」を開院。水中運動療法による整形外科・リハビリ治療に当たる。1999年、肥満・糖尿病を改善する食事法の探求を開始。人類学の研究から「ヒト」の主食は「糖質ゼロ」であることを発見。さらに、「糖質ゼロ食」による生化学検査値の変化を考察することから、「ヒト」の主たるエネルギー源は「ケトン体」とする、「釜池エネルギー代謝・食事理論」を確立した。著書に「医者に頼らない！糖尿病の新常識・糖質ゼロの食事術」（実業之日本社）がある。

●医療法人アクアクリニック
〒798-0086　愛媛県宇和島市別当1-6-30
TEL 0895-25-7373　FAX 0895-25-7522
http://www.kamaike.com/

〈STAFF〉

編集／糖質ゼロ研究会
「かまいけ式糖質ゼロ食」に賛同し、糖質ゼロの食事を実践しながら、その普及に努める医師・患者・シェフらによる研究会。

レシピ作成／原 靖
「東京會舘」、「ホテルオークラ」、「リゾートトラスト」を経て、東京・秋葉原の「東京フードシアター 5+1」に所属。
医師とのコラボレーションで美味しく健康なメニューの開発を担当している。ホテルオークラ時代には外務省、海外ホテルの料理長を歴任した。

●「東京フードシアター 5+1」
東京都千代田区外神田4丁目14-1 秋葉原 UDX4F
TEL：03-5297-8441
http://www.foodtheater.jp/index.html

撮影／野澤雅史（CUES）
アートディレクション・カバーデザイン／仲亀 徹（ビー・ツー・ベアーズ）
デザイン／阿部富美代（サーティーフォー・ドライブ）

糖尿病・ダイエットに劇的な効果！
糖質制限・糖質ゼロのレシピ集

2009年9月28日　初版第1刷発行
2010年9月29日　初版第2刷発行

監　修　釜池豊秋
編　集　糖質ゼロ研究会
発行者　増田義和
発行所　実業之日本社
〒104-8233 東京都中央区銀座1-3-9
【編 集 部】03-3535-3361
【販売本部】03-3535-4441
実業之日本社ホームページ　http://www.j-n.co.jp/
印　刷　大日本印刷株式会社
製本所　株式会社ブックアート

ISBN978-4-408-45216-6